New Advances in Surgical
Treatment of Elite Edition

精编外科学
治疗新进展

主 编 ◎ 黄忠诚

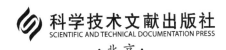
科学技术文献出版社
SCIENTIFIC AND TECHNICAL DOCUMENTATION PRESS
·北京·

图书在版编目（CIP）数据

精编外科学治疗新进展 / 黄忠诚主编. —北京：科学技术文献出版社, 2019.12
（2021.10重印）

ISBN 978-7-5189-6194-8

Ⅰ.①精… Ⅱ.①黄… Ⅲ.①外科—疾病—诊疗 Ⅳ.① R6

中国版本图书馆 CIP 数据核字（2019）第 254319 号

精编外科学治疗新进展

策划编辑：邓晓旭　　责任编辑：胡 丹　邓晓旭　　责任校对：文 浩　　责任出版：张志平

出　版　者	科学技术文献出版社	
地　　　址	北京市复兴路15号　　邮编　100038	
编　务　部	（010）58882938，58882087（传真）	
发　行　部	（010）58882868，58882870（传真）	
邮　购　部	（010）58882873	
官 方 网 址	www.stdp.com.cn	
发　行　者	科学技术文献出版社发行　全国各地新华书店经销	
印　刷　者	北京虎彩文化传播有限公司	
版　　　次	2019 年 12 月第 1 版　2021 年 10 月第 3 次印刷	
开　　　本	787×1092　1/16	
字　　　数	164千	
印　　　张	13.5	
书　　　号	ISBN 978-7-5189-6194-8	
定　　　价	68.00元	

版权所有　违法必究

购买本社图书，凡字迹不清、缺页、倒页、脱页者，本社发行部负责调换

编 委 会

主　编：黄忠诚　　湖南省人民医院

副主编：张　波　　乌鲁木齐中医医院

　　　　顾尽晖　　贵州中医药大学第二附属医院

前言
Foreword

随着现代医学的迅猛发展，基础理论研究日益深入，诊断方法的不断更新，临床治疗新方法层出不穷，新技术的不断涌现，尤其是学术思想及治疗理念的不断进步，使"外科学"的范畴不断拓展。同时由于对疾病本质认识的不断深入，器官移植的广泛开展、微创及腔镜下手术等的广泛应用使现代外科学正以崭新的面貌呈现在人们面前。为了适应新时代、新技术的发展，我们特组织编写了《精编外科学治疗新进展》这本书，希望本书能够起到一个抛砖引玉的作用，使各位读者能够从中获益。

本书主要介绍了外科常见疾病及处理，对外科疾病的病因、病理、临床表现、实验室及影像学检查、诊断及鉴别诊断、外科手术治疗方案的选择、操作及研究进展等相关内容作了详细介绍。本书在编写过程严格遵循了"继承性与创新性相结合的原则"，在较为成熟内容的基础上，参考同类教材先进的内容，并结合我国现行的外科学临床实践进行了精心编写，使本书在内容上充分地体现了科学性、先进性和实用性。

本书在编写过程中，由于时间和篇幅所限，加之各位作者的临床经验及编书风格有所差异，书中难免会有一些疏漏或不成熟之处，敬请广大读者批评指正。

黄忠诚

目录
Contents

第一章

普外科疾病

第一节　外科感染

一、浅表软组织急性化脓性感染

（一）疖与疖病

疖是金黄色葡萄球菌或表皮葡萄球菌侵入毛囊或汗腺，引起的单个毛囊及所属皮脂腺的急性化脓性炎症。全身多处同时或反复发生疖称为疖病。

1. 诊断标准

（1）最初局部出现以毛囊及皮脂腺为核心的圆形硬结节，伴有红肿、发热、疼痛及局部功能受限等症状，此后结节顶端出现黄白色脓点，破溃后有少量脓液。区域淋巴结可肿大。

（2）常发生于易受摩擦或皮脂腺丰富的部位，如头部、面部、颈部、背部、腋下、腹股沟及会阴部等。

（3）单一疖肿一般无明显全身症状，但位于面部危险三角区的疖肿在受到挤压后，容易并发海绵窦栓塞，引起颅内感染性败血症等严重后果；疖病常伴发热、食欲不振等全身症状。

2. 治疗原则

（1）疖以局部治疗为主，有时需辅以全身抗菌药物。

（2）疖病一般需辅以抗菌药物及应用自体疫苗或多价疫苗治疗。

（3）早期未破溃时切忌挤压，局部可用热敷或药物外敷（如 20% 鱼石脂软膏等）。

（4）对已有脓头、尚未破溃者可以行切开引流，但对面部疖应避免切开。

（二）痈

病原菌为金黄色葡萄球菌的多个相邻毛囊及其所属皮脂腺或汗腺的急性化脓性感染；或由多个疖相互融合而成。

1. 诊断标准

（1）好发于皮肤韧厚的项、背部，有时也见于上唇和腹壁，多发于糖尿病患者与身体衰弱者。

（2）病变早期呈大片紫红色浸润区，高出体表，坚硬水肿，边界不清，剧痛。病变中后期，中心部位常出现多个脓栓，至破溃后呈蜂窝状，继而坏死、溃烂。

（3）常伴有畏寒、发热、头痛、乏力等全身症状，区域淋巴结肿大、疼痛，可伴有急性淋巴结炎、淋巴管炎、静脉炎及蜂窝织炎。

（4）血常规可见血白细胞及中性粒细胞计数增多。

2. 治疗原则

（1）适当休息，加强营养。

（2）可局部湿敷或药物外敷，有条件者可配合局部理疗。

（3）应用抗菌药物治疗，通常首先选择抗革兰阳性球菌药；此后还可以根据临床效果或细菌学检查进行调整。

（4）积极治疗合并的糖尿病或营养不良。

（5）切开清创通畅引流，切口采取十字、双十字或井字形，长度应超过炎症范围少许，深达筋膜，彻底清除坏死组织。

（6）切除皮肤较多者，待肉芽组织健康后，可考虑植皮。

（三）丹毒

病原菌（常为 β 溶血性链球菌）自皮肤或黏膜微小破损处入侵，引起的皮肤及皮内网状淋巴管的急性炎症。

1. 诊断标准

（1）好发于面部及下肢，有易反复发作的特点。

（2）局部表现为片状红疹，略高于皮肤，稍肿胀，局部有烧灼样痛，皮疹呈鲜红玫瑰色，与周围正常皮肤界限清楚，压之红色可消退，除去压力，红色很快恢复。病变皮肤可见水疱，一般不化脓，少见组织坏死。

（3）病变向周围蔓延较迅速，而中心部位的红色逐渐消退，可伴有皮肤脱屑。

（4）区域淋巴结多肿大、压痛。

（5）起病时可有头痛、畏寒、发热等症状；血白细胞及中性粒细胞计数可有增多。

（6）若丹毒反复发作则可形成局部皮肤象皮肿。

2. 治疗原则

（1）休息、抬高患肢。

（2）局部应用药物外敷（常用的有 50% 硫酸镁、如意金黄散等）。

（3）配合局部理疗，如紫外线照射。

（4）全身应用抗菌药物（常用青霉素 G），要注意在全身和局部症状消失后，仍应继续使用 5 ～ 7 天。

二、手部急性化脓性感染

1. 常见类型

（1）甲沟炎。

（2）脓性指头炎。

（3）手掌侧化脓性腱鞘炎。

（4）滑囊炎。

（5）掌深间隙感染。

2. 致病菌

主要是金黄色葡萄球菌。

3. 特点

（1）掌面皮肤表皮层厚且角化明显，掌面的皮下感染化脓后可形成"哑铃状脓肿"。

（2）手的掌面皮下组织分隔成若干相对封闭的腔隙，发生感染时不易向周围扩散。

（3）可因皮下组织内压力较高而致剧烈疼痛，并出现明显全身症状。

（4）在局部化脓前感染就可侵及深层组织，引起骨髓炎、腱鞘炎、滑囊炎及掌深间隙感染。

（5）手掌面的腱鞘、滑液囊、掌深间隙等解剖结构相互之间，以及与前臂肌间隙之间有关联掌面感染以一定的规律向深部、向近侧蔓延。

（6）手背皮肤薄软松弛，掌面皮肤致密厚实，手掌部感染时手背肿胀更明显。

三、全身性外科感染

1. 病因

致病菌数量多、毒力强和（或）机体抗感染能力低下。①继发于严重创伤后的感染和各种化脓性感染。②静脉导管感染。③肠源性感染。④原有抗感染能力降低的患者，患化脓性感染后较易导致全身性感染。

2. 常见致病菌

（1）常见为大肠杆菌、绿脓杆菌、变形杆菌等，其中革兰染色阴性杆菌最常见。

（2）主要致病因子为内毒素，由革兰阴性杆菌所致的脓毒症一般比较严重。

（3）革兰染色阳性球菌，金黄葡萄球菌感染、表皮葡萄球菌等。

（4）无芽胞厌氧菌，拟杆菌，梭状杆菌等。

（5）真菌感染，属于条件性感染。

3. 临床表现

（1）骤起寒战，继发高热，最高可达 40～41℃，或低温。具有起病急、病情重、发展迅速等特点。

（2）伴有头痛、头晕、恶心、呕吐、腹胀，面色苍白或潮红、出冷汗。神志淡漠或烦躁、谵妄甚至昏迷。

（3）心率加快，呼吸急促或呼吸困难。

（4）可伴有肝脾肿大，严重者出现黄疸或皮下出血淤斑等。

4. 实验室检查

（1）白细胞计数明显增高或降低、核左移、幼稚型增多，出现毒性颗粒。

（2）可有不同程度的酸中毒、氮质血症、血尿、代谢失衡和肝、肾受损征象。

（3）寒战、发热时，及时抽血进行细菌培养，较易发现细菌。

5. 诊断

（1）原发感染灶＋脓毒症的临床表现。

（2）确定致病菌应做血和脓液的细菌培养；多次培养阴性者，应考虑厌氧菌或真菌性脓毒症。

6. 治疗全身性感染

应用综合性治疗，治疗关键是处理原发感染灶。

（1）对于明确感染的原发灶，应作及时、彻底的处理，解除相关的病因。

（2）抗菌药物的应用：可先联合应用预计有效的 2 种抗菌药物（足够剂量），再进行药敏实验，调整抗菌药物。

（3）支持疗法：补充血容量、输注新鲜血、纠正低蛋白血症等。

（4）对症治疗。

四、有芽孢厌氧菌感染（破伤风）

1. 致病菌

破伤风梭菌，专性厌氧，革兰染色阳性。

2. 感染主要因素

缺氧环境。

3. 主要致病原因

痉挛毒素。

4. 典型症状

（1）肌紧张性收缩（肌强直、发硬），阵发性强烈痉挛。

（2）最先受影响的肌群是咀嚼肌，随后顺序为面部表情肌，颈、背、腹、四肢肌，最后为膈肌。

（3）相应出现的征象为：①张口困难（牙关紧闭）、咧嘴"苦笑"。②颈部强直，头后仰，"角弓反张"或"侧弓反张"。③膈肌受影响后，发作时面唇青紫，通气困难，可出现呼吸暂停。

（4）患者死亡原因多为窒息、心力衰竭或肺部并发症。

5. 诊断与鉴别诊断

（1）化脓性脑膜炎。

（2）狂犬病。

（3）其他如颞下颌关节炎、子痫、癔症等。

6. 预防

（1）创伤后早期彻底清创，改善局部循环，是预防破伤风发生的关键。

（2）人工免疫。

7. 治疗

（1）伤口及时处理、充分引流。

（2）抗毒素早期有效。

（3）给予镇静、解痉药物。

（4）注意防治并发症。

（5）注意营养补充和水与电解质平衡的调整。

第二节　颈部疾病

一、结节性甲状腺肿

1. 临床表现

结节性甲状腺肿一般无全身症状。典型、较大的结节性甲状腺肿表现为双侧甲状腺呈弥散性肿大、质地较软、表面光滑、可触及结节、可随吞咽上下移动。一般在肿大腺体一侧，也可在两侧，可扪及多个（或单个）结节；结节呈囊性变化，若并发囊内出血，结节可在短期内迅速增大。增大的结节一般在 2 个月内因吸收而变小，少数可以完全吸收而形成小的结节，因液体吸收后结节内固体成分常有钙化影像，该小结节常被误诊为甲状腺癌，因此，需结合患者以往的彩超来判断结节的性质。

较大的结节性甲状腺肿，因压迫邻近器官，从而引起各种症状。①压迫气管比较常见，可以引发咳嗽和呼吸困难；②压迫食管的情况少见；③压迫颈深部大静脉，可引起头颈部血液回流障碍，此种情况多见于胸骨后甲状腺肿。结节性甲状腺肿可继发甲状腺功能亢进（简称"甲亢"），合并甲亢常见于中老年女性患者，不伴或很少伴有突眼，甲亢症状和表现常不如原发性甲亢明显。部分患者可以合并甲状腺癌。

2. 治疗原则

（1）青春发育期或妊娠期的生理性甲状腺肿，可以不进行药物治疗，应多食含碘丰富的食物，如海带、紫菜等。必要时给予少量甲状腺素，以抑制腺垂体促甲状腺激素的分泌。左旋 T4 常用剂量为 50 ～ 100μg，每日 1 次，口服，3～6个月为一疗程。

（2）如有以下情况者，应及时行甲状腺结节切除术或大部分切除术治疗：①结节超过4cm或压迫气管而引起临床症状者；②胸骨后甲状腺肿者；③巨大甲状腺肿，影响工作生活者；④结节性甲状腺肿继发有功能亢进者；⑤结节疑有恶变者；⑥影响美观者。

（3）结节性甲状腺肿合并甲亢者首选手术治疗：①可彻底切除结节；②可去除甲亢，一举两得。术前需要进行卢戈液准备，准备时间应在10天以上，但无须像原发性甲亢一样严格。卢戈液剂量为10滴/次，3次/天。从第4天开始停服甲巯咪唑等抗甲亢药物，仅服卢戈液。

二、甲状腺功能亢进

1. 分类

（1）弥散性甲状腺肿伴甲亢症（Graves病，突眼性甲状腺肿等）。

（2）结节性甲状腺肿伴甲亢（Plummer病）。

（3）自主性高功能性甲状腺瘤。

（4）甲状腺炎伴甲亢（也称桥本甲亢）。

后3种甲亢因是继发于其他病症，也称之为继发性甲亢。

2. 临床表现

（1）代谢增高症状群。是由甲状腺激素过多引起的一系列代谢增高综合征。其具有能量代谢增快，基础代谢率升高等特点。常伴有怕热、多汗、皮肤潮红、低热、心动过速、食亢易饥、体重减轻、疲乏等症状。

（2）交感神经兴奋症状。甲状腺激素分泌过多，可使交感乃至中枢神经系统兴奋性增高，表现为神经过敏、易激动、言语行动匆促、焦虑，严重时可出现忧郁、多虑、精神失常等症状。由于神经肌肉兴奋性增高，故手颤阳性，进行精细操作时手颤更明显。

（3）甲状腺肿大。绝大多数的患者有程度不一的甲状腺肿大，约10%的患者甲状腺不肿大。甲状腺肿大分度如下：Ⅰ度，甲状腺触诊时可发现肿大，但望诊时不明显；Ⅱ度，望诊时即可发现肿大；Ⅲ度，介于Ⅱ～Ⅳ度之间；Ⅳ度，甲状腺明显肿大，其外界超越胸锁乳突肌外缘。

（4）内分泌性突眼。内分泌性突眼往往和甲亢同时发生，也可在甲亢发生前或甲亢已被控制、甲状腺功能已正常甚至减退时出现。原发性甲亢多见。

（5）局限性胫骨前黏液性水肿。少数患者出现。

3. 甲亢危象

（1）诱因。①术前准备不充分；②感染及精神创伤；③术前术中不适当的多次按压、检查；④骤然停药或未及时、积极治疗；⑤甲亢放射性核素治疗后1～3周；⑥行其他手术时忽略了甲亢的存在，可在术后1～2天内出现危象。

（2）先兆。①发热，但未超过39℃；②心率110～130次/分；③食欲不振、恶心；④烦躁、多汗。具有其中3项以上表现者即可诊断。

（3）危象。先兆的进一步加重：①发热，且大于39℃；②心率大于140次/分，可伴心律失常、心衰；③大汗淋漓，继而汗闭；④极度烦躁、谵妄、昏迷等；⑤呕吐、腹泻、黄疸。具备以上3项指标可诊断。

4. 治疗原则

（1）外科治疗的指征。甲状腺大部切除术仍然是目前治疗甲亢的一种常用且有效的方法。抗甲状腺药物常不能根治甲亢，更不能代替手术。除了病情较轻者及伴有其他严重疾患不能耐受手术者外，均可手术治疗：①如果应用抗甲状腺药物治疗6个月后疗效不能巩固者。②停药后复发的患者，包括TRAb很高的患者。③继发性甲亢者首选手术治疗。④碘-131治疗效果不显著者或不吸碘甲亢者（即不适合碘 -131 治疗）。⑤甲亢同时还疑有恶变结节的可能者。⑥顽固性甲亢、难控制甲亢及巨大甲状腺肿大伴甲亢者，手术几乎是唯一的选择。⑦已并发有左心扩大，心律失常，甚至发生心律失常者，更应手术。想完全治好心脏症状，然后再行手术的办法，是本末倒置，常导致病情恶化。

甲亢对妊娠可造成不良影响，引起流产、早产、胎儿宫内死亡和妊娠中毒症等，同时妊娠又可能加重甲亢。因此，在妊娠早期可以药物辅助治疗，中期时，即 4 ~ 6 个月时，仍应考虑手术治疗；晚期，甲亢与妊娠间的相互影响已不大，可以药物控制，待分娩后再行手术治疗。

（2）术前准备。甲亢患者在基础代谢率高亢的情况下，手术危险性很大。因此，充分而完善的术前准备十分重要。

1）术前检查。① T3、T4 和 TSH 检查：术前应用药物将 T3、T4 和 TSH 控制到正常水平才能开始卢戈液准备。②检查血 TRAb：TRAb 是判断术后甲亢是否容易复发以及术中保留多少甲状腺的重要参考指标。TRAb 越高则术后越容易复发，因此，对术前 TRAb 高者，应尽量多切除一些甲状腺。③心电图检查，并详细检查心脏有无扩大、杂音或心律不齐等。④巨大或胸骨后甲状腺肿时，应做颈部 X 线或 CT 检查，以确定气管受压程度以及甲状腺下极的位置。

2）药物准备。①患者甲状腺功能（血 FT3、FT4）高，可用硫氧嘧啶类药物（抗甲亢药物，ATD）将甲状腺功能控制在正常范围。此类药物能阻止碘的有机化过程，使氧化碘不能与酪氨酸结合，有效阻止甲状腺素的合成。但是，由于硫氧嘧啶类药物能反馈性的引起甲状腺肿大和动脉性充血，手术时易发生出血，增加了手术的困难和危险。因此，甲功正常后、开始卢戈液准备时需停服硫氧嘧啶类药物。②口服复方碘溶液（卢戈液）。一般是抗甲亢药物和卢戈液同时服用3天，从第4天开始停用抗甲亢药物，仅口服卢戈液。卢戈液 10 滴 / 次，3 次 / 天，一般服用 14～21 日，最长不超过 4 周。碘剂可以抑制甲状腺素释放，使滤泡细胞退化，甲状腺血运减少，腺体因此缩小变硬，脆性降低，有利于手术切除甲状腺。

（3）手术时机的选择。经卢戈液准备 2～4 周后，甲亢症状得到控制，脉率稳定在每分钟 90 次以下，T3、T4 在正常范围，腺体缩小变硬后可进行手术。原发性甲亢最好服碘 3 周或以上；在少数情况下，严重的甲亢不能被药物或碘剂控制，T3、T4 很高，经过精心准备（包括围术期使用静脉碘剂和激素等）也可以采用限期或急诊手术治疗，而且手术是此类患者唯一有效的治疗方法。

5. 甲亢的术式

甲亢的手术一般采用全麻。尤其是对气管严重受压或较大的胸骨后甲状腺肿的患者。

（1）甲状腺双侧大部切除术。适用于多数、普通的甲亢患者。离胸骨上缘两横指处作切口，横断或分开颈前肌。充分显露甲状腺腺体。结扎、切断甲状腺上动静脉应紧贴甲状腺上极，以避免损伤喉上神经外支。离断下极血管，然后紧贴气管离断峡部，分别进行两侧腺体的大部切除术。

（2）单侧全切。适用于单侧腺体有结节、峡部肥厚、甲状腺巨大或容易复发的患者。该手术需显露单侧喉返神经，将单侧腺体全切，然后从气管表面将腺体掀起（无须离断峡部，从而避免大量出血，尤其是峡部肥厚者），直至对侧腺体。再行对侧腺体的大部切除术。这样，即使术后全切侧的结节有癌变，多数患者也无须再手术。此外，即使术后患者甲亢复发需要再手术，也无须对双侧进行手术，从而减少喉返神经损伤的概率。对于显露喉返神经和保护甲状旁腺有困难的医师，完成该术式有一定的难度和风险。

（3）双侧全切除术。适用于一些难控制甲亢、易复发甲亢、结节很多而无法保留正常腺体的甲亢、复发性甲亢以及合并高度可疑癌结节的患者，这样的患者临床上并不少见。切除腺体的多少应根据甲状腺大小、甲亢程度、术前 TRAb 值以及甲亢的原因（如是原发性甲亢还是继发性甲亢，后者可以适当多保留一些甲状腺）而定，通常需切除腺体的 80% ～ 90%，每侧残留腺体以成人拇指末节大小为恰当。术中要严密止血，对较大血管应分别采取双重结扎，以防滑脱出血。切口应置管引流 24 ～ 48 小时，以便及时引流出渗血。

6. 术后护理

加强术后观察和护理，密切注意患者呼吸、体温、脉搏、血压的变化。少数患者术后心率较快、发热、烦躁，可继续服用复方碘化钾溶液，5 滴 / 次，3 次 / 天。一般服用 3 ～ 5 天即可，然后可以一次性停用。如术前合用普萘洛尔作术前准备，术后继服普萘洛尔 4 ～ 7 天。床旁放置气管切开包，以备患者发生窒息时可及时行气管切开。术后常规给予 1 ～ 3 天的氢化可的松，150 ～ 200mg，静脉滴注。

三、甲状腺炎

甲状腺炎可分为急性、亚急性、慢性 3 种。急性甲状腺炎为细菌感染引起的急性间质炎或化脓性炎症，由于甲状腺对细菌感染抵抗力强，故很少见。亚急性及慢性甲状腺炎是独立的具有特征性病变的疾病。

（一）亚急性甲状腺炎

亚急性甲状腺炎，又称肉芽肿性或巨细胞性甲状腺炎，一般认为病因是病毒感染，具有发热等病毒感染症状，曾分离出腮腺炎、麻疹、流感病毒，甲状腺可出现疼痛性结节，病程为 6 周至半年，可自愈。本病患者女性多于男性，多在 30 岁左右发病。本病初期，由于滤泡破坏甲状腺素释放增多，可出现甲状腺功能增高表现；晚期如果甲状腺被严重的破坏乃至纤维化，则出现甲低。有些患者待亚急性炎症消失后遗留纤维化和肉芽肿性结节，该结节无论是从超声乃至术中大体标本的表现上看均很难与甲状腺癌区分，故术中不能盲目自以为是甲状腺癌而不等冰冻直接按癌手术。

（二）慢性甲状腺炎

慢性淋巴细胞性甲状腺炎，亦称淋巴性甲状腺肿，或称桥本甲状腺炎。1912 年日本九州大学桥本策医师首先在德国医学杂志上报道了 4 例病例，确定为自身免疫性疾病。桥本甲状腺炎的患者甲状腺功能减退，甲状腺结构被大量淋巴细胞、巨噬细胞所取代，滤泡萎缩，结缔组织增生。其病因是由遗传素质与环境因素共同作用的结果，常在同一家族的几代人中发生，为多因素遗传。

大多数桥本病患者缺乏临床症状，好发生于中年妇女（90% 以上发生于女性）。典型的临床表现为甲状腺呈弥散性、无痛或轻度疼痛、轻度或中度的肿大，也可呈结节性肿大，少数可以明显肿大，超过Ⅲ度大，后者多见于老年女性。甲状腺质地韧如橡皮是本病特征之一。部分患者早期可以合并甲亢，称为桥本甲亢。随着甲状腺组织逐步被破坏，多数患者最终表现为甲状腺功能减退、全身乏力、有非指凹性水肿、腹胀、尿少、动作迟缓、对答反应慢、心率多在 60 次 / 分以下、声音嘶哑、皮肤粗厚、不育甚至抑郁。大部分患者常有咽、颈部不适，少数可出现心脏扩大、心包积液乃至冠心病表现。

1. 诊断

典型桥本病诊断并不困难。在实验室检查中，绝大多数患者甲状腺球蛋白抗体及抗微粒体抗体（抗 TOP 抗体）滴定度明显升高，血沉增速。彩超提示为甲状腺肿大或不肿大、伴有或不伴有结节样改变，但均表现为甲状腺弥散性病变，后者也是慢性甲状腺炎的典型彩超特征。此外，核素扫描可以看到甲状腺吸碘呈峰谷相间的表现。

2. 鉴别诊断

因多数为不典型患者，以致临床上往往容易误诊。

（1）原发性甲亢：部分桥本病患者发病初期因自身免疫使甲状腺激素释放增多而出现甲亢表现，若仅凭甲状腺肿大和临床甲亢表现而仓促手术，则不是最好的选择。

（2）心脏病：少数桥本病患者甲状腺症状不典型，而由于甲减出现心包积液而致心慌、心悸、气短，心电图 T 波变化而易被误诊为心脏病。

（3）结节性甲状腺肿大：近年来，儿童桥本病发病上升，这使"在儿童中极为罕见"的定论成为历史。相当多的儿童桥本病被长期诊断为结节性甲状腺肿，个别被误诊为甲亢。

（4）更年期综合征：50 岁左右的妇女患病后，往往伴有乏力、倦怠、烦躁、阵发性出汗、失眠、轻度水肿等，故易被误诊为更年期综合征。

3. 治疗原则

以内科替代治疗为主，一般不手术治疗，如出现以下情况可以考虑手术。

（1）甲状腺肿大并有压迫症状，可行甲状腺部分切除术、甲状腺次全切除术或甲状腺全切术。

（2）合并甲状腺结节且临床上不能排除甲状腺癌，应手术探查。有研究报道，桥本病伴发结节的癌变率高达 23%，因此，桥本病合并结节手术探查的指征可适当放宽。

（3）桥本甲亢药物治疗无效或不适合药物治疗者。

（三）纤维性甲状腺炎

纤维性甲状腺炎又称 Riedel 甲状腺肿，甚少见，主要发生在中年妇女，病因不明。病变多从一侧开始，甲状腺甚硬，表面略呈结节状，与周围明显粘连，切面灰白。临床常有甲状腺功能低下。但患者常没有甲状腺球蛋白抗体及抗微粒体抗体的升高，而且纤维性甲状腺炎常常伴有甲状腺球蛋白降低。治疗原则同桥本病。

四、甲状腺腺瘤

甲状腺腺瘤是甲状腺良性肿瘤，多见于青、中年妇女，出现功能亢进者不超过1%。肿瘤绝大多数为单发，大小从直径数毫米到6cm。肿瘤中心有时可见囊性变、纤维化或钙化。

从腺瘤有无分泌甲状腺素的功能分为以下2类：①无功能腺瘤大多数腺瘤不分泌甲状腺素，不引起患者出现甲亢表现。②高功能腺瘤临床少见，该腺瘤分泌甲状腺素，引起临床甲亢，鉴别有无功能的最好方法是甲状腺扫描。

典型的甲状腺腺瘤需要尽早手术切除。因为一般来讲，甲状腺腺瘤只会越长越大，且文献报道有10%的甲状腺腺瘤会发生癌变。如果是高功能腺瘤，则首选手术切除，手术只需将高功能腺瘤切除即可，无须行甲状腺大部切除术。

五、甲状腺癌

甲状腺癌是目前发病率上升最快的恶性肿瘤。主要有4种类型。

（一）乳头状腺癌

乳头状腺癌占甲状腺癌的85%以上，青、中年女性多见，生长较慢，肉眼发现时多为1～2cm的肿块，无包膜，少数有不完整的包膜，以后逐渐向周围浸润。切面灰色或灰棕色，质地较硬。此癌恶性程度低，术后10年存活率在95%左右。除了经典型乳头状癌以外，乳头状癌还有以下几个亚型：滤泡型乳头状癌、弥散硬化型乳头状癌、高细胞型乳头状癌和柱状细胞型乳头状癌等。其中，滤泡型乳头状癌的预后和治疗方法与经典型类似，而后几种亚型预后较差。

（二）滤泡性腺癌

滤泡性腺癌占甲状腺癌的 5% ～ 10%，多见于 50 岁以上女性。早期即可出现血行转移，常转移到肺、颈椎、腰椎和其他骨骼。肉眼观察肿瘤呈灰红色或灰白色，有的为结节状，质地较乳头状癌软，可以有完整包膜，但滤泡癌的周围常具有丰富的血管分布，这是与腺瘤最明显的区别。少数情况下本癌主要由嗜酸性细胞构成，故亦称嗜酸性细胞癌，嗜酸性细胞癌的恶性度比普通的滤泡癌要高，而且其转移灶的吸碘率较差。临床上，不少滤泡癌患者是首先因为骨转移而行骨科手术治疗时才发现。由于细胞形态比乳头状癌更接近正常，所以滤泡状癌术中冰冻不容易得到明确诊断。根据癌细胞浸润周围血管的程度，滤泡状癌分为两个亚型：微小浸润型和弥散浸润型，后者恶性度高，容易血行转移，因此，滤泡状癌的诊断需进一步明确其是微小浸润型还是弥散浸润型，便于后续治疗和观察。

（三）髓样癌

髓样癌是从滤泡旁细胞发生的癌，占甲状腺癌的 5%，有的具有家族性，发病年龄在 30 岁左右，散发病例年龄多在 50 岁以上。恶性程度不一，平均存活 6.6 年。90% 肿瘤分泌降钙素，有的还同时分泌癌胚抗原（Carcinoembryonic antigen，CEA）、生长抑素、前列腺素及其他多种激素和物质，故血中该激素水平增高。少数患者有腹泻等内分泌异常表现。有些表现为典型的多发性内分泌腺瘤，即多发性内分泌肿瘤 II 型（MEN II）。MEN II 有 2 个亚型，MEN II A 型表现为嗜铬细胞瘤、甲状腺髓样癌和甲状旁腺瘤；MEN II B 型表现为嗜铬细胞瘤、甲状腺髓样癌和黏膜神经瘤。MEN II A 型比 MEN II B 型多见，后者罕见，北京协和医院自建院至今仅有 4 例病例。

（四）未分化癌

未分化癌占甲状腺癌的 1% ～ 2%，恶性度高，生长快，早期即可向周围组织浸润并发生转移。患者多在 50 岁以上，男性稍多见，早期即出现声音嘶哑和局部压迫症状，常表现为单侧甲状腺进行性增大。增大的肿瘤或甲状腺质地很硬，粘连固定，因此多数患者在确诊后即没有手术机会，常在确诊后半年内死亡。肉眼观，切面灰白色，常有出血、坏死。

（五）治疗原则

1. 乳头状癌和滤泡状癌的治疗原则

（1）甲状腺切除的范围。①术式一：甲状腺全切术，即把双侧甲状腺全部切除。指征：肿瘤＞ 1.5cm，或多个，或侵犯出甲状腺，或有淋巴结转移，或年龄＜ 15 岁或＞ 45 岁，或有远处转移，或分化差。②术式二：甲状腺患侧全切 + 对侧近全切术，即将患侧全部切除、峡部切除，仅在健侧上极（为了保护健侧喉上神经和上旁腺）或健侧喉返神经入喉处（为了更好地保护健侧喉返神经）留少许腺体（一般＜ 1g）。指征：肿瘤＜ 1cm，且单个，且未侵犯出甲状腺，且无淋巴结转移，且年龄 15 ～ 45 岁，且无远处转移，且分化好（即不是弥散硬化型或高细胞等亚型）。③术式三：甲状腺患侧全切 + 峡部切除术，即将患侧和峡部全切，但健侧基本不动。指征：肿瘤＜ 0.5cm，且单个，且未浸出甲状腺，且无淋巴转移，且年龄 15 ～ 45 岁，无远处转移，且分化好。

（2）乳头状癌淋巴结的清扫范围。首先，甲状腺颈淋巴结分为中央区和侧方区，中央区主要是气管前、气管旁和喉返神经周围（也称为第Ⅵ组，其又分为左右两个亚组），侧方区包括颈内静脉下段后方 / 周围（第Ⅳ组）、颈内静脉中段后方 / 周围（第Ⅲ组）、颈内静脉上段后方 / 周围（第Ⅱ组）

和颈后三角／副神经区（第Ⅴ组）。第Ⅰ组是颏下区，甲状腺癌的淋巴结极少转移到此区。对于早期和中期的甲状腺癌，可以采用"选择性／区域性颈清扫术"（Eleltine neck dissection，END），即清扫以上6个组中的任何一组及以上的淋巴结清扫术，用括号将清扫的组号标记出来，如清扫第Ⅵ组就可以写成"END（Ⅵ）"。其次，根据乳头状癌淋巴结转移的规律，清扫时需要遵循以下几个原则：

1）乳头状癌的淋巴结常为单侧转移。

2）中央区淋巴结清扫先于侧方区。

3）中央区淋巴结清扫的指征：①肿瘤＞1cm需要将患侧中央组清扫，一般不清扫健侧中央组，以免甲状旁腺损伤；肿瘤＜1cm，如果肿瘤完全包裹于甲状腺内，术中中央区没有明显肿大的淋巴结则可以不清扫。②有甲状腺全切指征者同时具有清扫患侧中央组的指征。中央组的清扫根据有无临床高度可疑阳性（即病情的早晚）的淋巴结分为预防性和治疗性清扫，最好在手术记录中予以说明。

4）侧方区清扫的指征：如果中央组明显有转移，或肿瘤明显侵犯出甲状腺外，或肿瘤＞3cm，或术前有超声明确提示侧方有转移者，需要同时清扫侧方组淋巴结。由于侧方淋巴结转移的先后次序依次是（多数如此，但不全是）：Ⅳ、Ⅲ、Ⅱ／Ⅴ，所以清扫的重点是Ⅳ组和Ⅲ组。

5）80%的乳头状癌的淋巴结转移多位于"第Ⅵ组＋第Ⅳ组＋第Ⅲ组"的范围内，换言之，大多数乳头状癌的淋巴结清扫无须清扫第Ⅱ组和第Ⅴ组。

（3）甲状腺乳头状滤泡状癌术后处理。①术后补充甲状腺素：出院后每天口服50μg优甲乐（早餐前20～30分钟口服），1周后改为每天100μg（男性或体格较大者为125μg），2～3周后复查甲功（T3、T4及TSH）和甲状腺球蛋白。根据甲功来调节优甲乐的用量。调整药量1个月后再次复查甲功（T3、T4 及 TSH）和甲状腺球蛋白。再根据甲功的情况调整药量。再次调整药量 1 个月后复查甲功（T3、T4 及 TSH）。如此 2～3 次即可将药量调整好。以后每 6 个月复查即可。②术后嘴麻、手麻：可以术后口服钙片（钙尔奇 D 或者凯思立 D），如果手麻较明显，可以开始时 2 片 / 次，3 次 / 天。数天后手麻会减轻，就可以 1 片 / 次，3 次 / 天。然后根据手麻减轻的情况逐渐减少钙片的用量即可。③术后喝水呛咳及饮食：部分患者术后喝水呛咳，一般在术后几天至 2 周或 3 周都能恢复。在此期间可以吃半流食，吃半流食时呛咳症状就会好些。术后患者的饮食和正常人完全一样。不用特别忌含碘食物，正常进食就行。一般 1 个月左右后即可恢复工作。④术后放疗或化疗：术后不需要化疗。少数患者需要放疗（碘 -131 放疗或外放疗）。

2. 甲状腺髓样癌的治疗原则

甲状腺髓样癌无论肿瘤大小和个数，均应行甲状腺全切 + 中央组淋巴结清扫术。如果临床和超声提示有侧方淋巴结清扫，则需要加行侧方淋巴结清扫术。术后不用碘 -131 放疗。

3. 甲状腺未分化癌的治疗原则

甲状腺未分化癌发现时常已是不能手术切除，因此，手术的价值主要在于获得病理诊断。

第三节 乳房疾病

一、急性乳腺炎

急性乳腺炎是乳腺的急性化脓性感染，最常见于哺乳期妇女，尤其是初产妇。哺乳期的任何时间均可发生，而哺乳的开始最为常见。

1. 病因

（1）乳汁的淤积有利于入侵细菌的生长繁殖。原因有：①乳头过小或内陷妨碍哺乳，孕妇产前未能及时矫正乳头内陷，婴儿吸乳时困难，甚至不能哺乳；②乳汁过多，排空不完全，产妇不了解乳汁的分泌情况，多余乳汁不能及时排出而保留在乳房内；③乳管不通，造成乳管不通的原因很多，常见的有乳管本身的炎症、肿瘤及外在压迫，这些均影响了正常哺乳。

（2）细菌的侵入。乳头内陷时婴儿吸乳困难，易造成乳头周围的破损，这是细菌沿淋巴管入侵造成感染的主要途径。另外，没有良好的哺乳习惯，婴儿经常含乳头而睡，也可使婴儿口腔的炎症直接侵入蔓延至乳管，继而扩散至乳腺间质引起化脓性感染。其致病菌以金黄色葡萄球菌为常见。

2. 临床表现

（1）急性单纯性乳腺炎。初期主要是乳房的胀痛、皮温高、压痛、乳房某一部位出现边界不清的硬结。

（2）急性化脓性乳腺炎。局部皮肤红、肿、热、痛，出现较明显的硬结，触痛明显加重，同时患者出现寒战、高热、头痛、无力、脉快等全身症状。另外腋下可出现肿大、有触痛的淋巴结。化验室检查发现白细胞计数明显升高。感染严重者可并发败血症。

（3）脓肿形成。由于治疗措施不得力和病情的进一步加重，局部组织发生坏死、液化，大小不等的感染灶相互融合形成脓肿。脓肿可为单房性也可为多房性，浅表的脓肿易被发现，而较深的脓肿波动感不明显，不易发现。如果乳腺炎患者全身症状明显，局部及全身药物治疗效果不明显时，要注意进行疼痛部位的穿刺，待抽出脓液或涂片发现脓细胞来明确脓肿的诊断。

3. 诊断和鉴别诊断

急性乳腺炎根据病史和查体均能做出正确的诊断，凡在哺乳的年轻妇女出现乳房局部的胀痛，甚至出现寒战、高热、白细胞计数增多的情况时，急性乳腺炎的诊断应是较容易的。但在以上症状不典型时，要特别注意与炎性乳腺癌相鉴别，炎性乳腺癌临床虽不多见，但也多发生在年轻妇女，尤其在妊娠或哺乳期。这种乳腺癌发展迅速，可在短期内侵及整个乳房，患乳淋巴管内充满癌细胞，皮肤充血、发红，犹如急性炎症，整个乳房变大变硬，而无明显的局限性肿块，但炎性乳腺癌无发热、白细胞计数增多的情况，疼痛不明显。

4. 治疗

（1）非手术治疗。①炎症的初期，婴儿可以继续哺乳，但喂奶前后应清洗乳头、婴儿的口腔及乳头周围，这样可起到疏通乳管、防止乳汁淤积的作用。如有乳头皲裂或破坏时可暂时停止患乳哺乳，应用吸乳器排空乳汁，创面经清洗后涂用消炎膏类药物以促进愈合。②局部冷、热敷：炎症初级阶段，可用25%硫酸镁冷敷以减轻水肿，乳内有炎性肿块时改为热敷，每次20～30分钟，每日3～4次。另外也可用中药外敷以促进炎症的吸收，有条件时可进行理疗。③抗菌药物治疗：首选青霉素治疗，用量可根据症状而定，每次80万U肌内注射，每日2～3次。也可用800万U静脉滴入。中医中药治疗乳腺炎也有良好疗效。④局部用含有青霉素 100 万 U 的等渗盐水 20ml 封闭治疗。

（2）手术治疗。脓肿形成后任何抗菌药物都不能代替切开引流，引流的方法有多种，但目的都是将脓液排出，使炎症早日消散。

1）激光打孔。根据单房性、多房性脓肿在波动感最明显的部位打孔并吸出脓液，然后将抗菌药物推入脓腔。此方法创伤小，患者容易接受，同时也免受每日换药之痛苦。

2）脓肿切开引流。乳腺脓肿需切开引流时，原则上应停止哺乳。患者可口服回奶的中、西药物以避免发生奶瘘而使伤口长期不愈合。切开引流的注意事项：①时间掌握准确，浅表的脓肿有波动感，较深的脓肿波动感不明显，要在压痛最明显的部位穿刺涂片，发现脓细胞时就应切开引流。②切口选择要正确，乳房上方的脓肿应在乳晕以外做放射状切口，而乳晕下方脓肿因较浅表可以做弧形切口。③引流要通畅，脓肿切开后患者的症状、体征均应明显减轻，如切开后体温仍较高、疼痛无明显缓解者应考虑引流不通畅的问题。脓肿切开时应以手指探入脓腔，轻轻将腔内坏死物清除，同时分开多房脓肿之间的纤维隔，以防残留无效腔。如脓腔很大或脓腔呈哑铃状，一个切口引流不畅时可行对口引流。④换药要及时，脓肿切开引流后要及时换药，每次换药可用氯霉素、庆大霉素或 1/1000 苯扎溴铵等药物冲洗，以抑制细菌的生长。

5. 预防

除增加孕妇的抵抗力外，主要是防止乳汁淤积，同时也要预防和治疗婴儿口腔炎症，防止乳头破损。要养成良好的喂奶习惯，不让婴儿含乳头睡觉，注意哺乳前后清洗乳头，并积极治疗已发生的皲裂。

二、浆细胞性乳腺炎

浆细胞性乳腺炎又称为乳腺导管扩张症，是一种好发于非哺乳期、以导管扩张和浆细胞浸润病变为基础的慢性、非细菌性乳腺炎症。据国内外报道，其发病率占乳腺良性疾病的 1.14%～5.36%。其病因不明，临床表现复杂多变，极易与乳腺癌相混淆，因此误诊率可高达 56.9%～73.1%。随着先进医疗器械在临床诊断中的应用和对该病广泛深入的研究，人们已有了新的认识。

1. 病因与病理

截至目前，浆细胞性乳腺炎的病因不明。大多数患者发病并无明显诱因，故认为是一种自身免疫性疾病，推测原因有：哺乳障碍、乳房外伤、炎症、内分泌失调及乳房退行性变是引起乳腺导管引流不畅、阻塞、分泌物淤滞等症的重要原因，由此可以导致管腔内中性脂肪刺激管壁，纤维组织增生，进而破坏管壁进入间质引起剧烈的炎症反应；异常激素刺激可使导管上皮产生异常分泌、导管明显扩张，是该病发生的主要因素。单纯的阻塞不会引起导管扩张，但导管排泄不畅可以使本病由溢液期发展到肿块期。有学者从乳头溢液、乳晕部肿块穿刺或乳晕部瘘管中均分离和培养出厌氧菌，认为该病是厌氧菌在乳管内滋生引起的化脓性炎症。综合文献我们认为，乳腺导管阻塞和激素的异常刺激是该病发生的病理基础，而早已存留于导管内的细菌滋生是继发感染、加重病情发展的重要因素。

浆细胞性乳腺炎的病变早期病理表现为导管上皮不规则增生，导管扩张，管腔扩大，管腔内有大量含脂质的分泌物聚集，导管周围组织纤维化，并有淋巴细胞浸润。后期病变可见导管壁增厚，纤维化，导管周围出现小灶性脂肪坏死，周围可见大量组织细胞、中性粒细胞、淋巴细胞和浆细胞浸润，尤以浆细胞显著，故称为浆细胞性乳腺炎。

2. 临床表现与分期

浆细胞性乳腺炎多发生于 30 ～ 40 岁的非哺乳期妇女，常以乳房肿块、乳头溢液为首次就诊症状，且多数为唯一体征。肿块多位于乳晕深部，急性期较大，亚急性期及慢性期缩小成硬结。乳头溢液多为淡黄色浆液性或混浊的黄色黏液，血性溢液少见。可有同侧腋窝淋巴结肿大，但质软、压痛明显；其炎症反应也可以导致乳头回缩和乳晕区皮肤橘皮样变。也可以出现肿块软化而成脓肿，破溃后久治不愈者形成通向乳管的瘘管或形成窦道。

根据病程，浆细胞性乳腺炎可分为 3 期。①急性期：约 2 周，乳房肿块伴有疼痛、肿胀、皮肤发红等急性乳腺炎的表现，但全身反应轻，无明显发热。②亚急性期：约 3 周，炎样症状消失，出现乳房肿块，并与皮肤粘连。③慢性期：经过反复发作后，乳房肿块可缩小成硬结状，出现 1 个或数个边界不清的硬结，初期可能只有 1cm 大小，数月或数年后可达 3 ～ 5cm。此肿块多数位于乳晕范围内，质地坚实，与周围组织有一定固着性，并与乳腺局部的皮肤粘连，呈橘皮样改变。也可见乳头回缩或乳头朝向发生改变，重者可使乳房变形。有的可触及腋下肿大淋巴结。以上表现临床上易和乳腺癌相混淆。少数患者乳晕处或附近皮下起小脓肿，切开或破溃后不易愈合，可形成瘘管和窦道，长达数年。

3. 诊断和辅助检查

（1）诊断。浆细胞性乳腺炎临床表现多样，与急性乳腺炎、乳房结核、乳管内乳头状瘤、特别是乳腺癌鉴别困难，极易误诊。因此，具有以下临床特点要考虑为浆细胞性乳腺炎：30 ～ 40 岁经产、非哺乳期妇女；乳晕深部肿块、生长缓慢、反复发作。急性期易出现局部皮肤红肿热痛、腋窝淋巴结肿大、疼痛，抗菌药物治疗效果不佳；乳头溢液以多孔、透明或混浊黄色浆液性为主，少见血性，有时伴有乳头凹陷、畸形。有的患者乳晕区皮肤可见瘘口或窦道。

（2）辅助检查。①X线钼靶摄片检查，显示病变大多位于乳晕及中央区，其肿块密度增高影内夹杂条索状透亮影，严重者可呈蜂窝状、囊状透亮影，边缘光滑，考虑为扩张的导管腔内含有脂肪物质所致，有时可见根部和尖部一样粗的周围假"毛刺征"，以及粗颗粒圆形钙化。有别于癌性肿块周围的毛刺征和沙粒样钙化。②B超检查，病灶位于乳晕后或乳晕周围，肿块内部呈不均匀低回声、无包膜、无恶性特征，导管呈囊状，尤其是串珠样扩张。③多层螺旋CT检查，早期炎性肿块表现为乳晕区皮肤增厚、主乳管区软组织影增宽，后期病变周围有类圆形小结节且结节间有桥样连接，为浆细胞性乳腺炎特有征象。④纤维乳管内镜检查，显示为导管扩张、管腔内炎性渗液及絮状沉淀物。⑤病理学检查，针吸细胞学检查可见坏死物和较多的浆细胞、淋巴细胞及细胞残骸。术中快速冰冻切片病理检查是诊断该病、鉴别乳腺癌的可靠依据。

4. 治疗

浆细胞性乳腺炎很少能够愈合，缺乏特效药物可以治疗。目前，还是以外科手术为主，手术切除病灶是目前治疗该病最有效、彻底的方法。急性炎症肿块，有时可以合并细菌性感染，宜先行抗感染治疗及局部理疗，有利于急性炎症的控制，但不能痊愈，待肿块缩小或皮肤肿胀消退后行手术治疗。如果疾病早期，乳腺内还没有形成肿块，仅表现乳晕下导管扩张、管壁增厚，临床上乳头后能触及条索状增粗的乳管，有时合并乳头溢液，只需把病变导管由乳头根部切断，连同部分乳腺组织作锥形切除。乳腺内有肿块形成，经病理检查确诊后，将肿块连同周围部分乳腺组织局部切除。当乳晕周围出现浅表的小脓肿时，切开（或自行溃破）后不易闭合或不断有新的小脓肿形成，可形成窦道或瘘管，应行窦道和病变组织全部切除。当乳腺内肿块较大，并与皮肤粘连或有多处窦道形成，经久不愈，可行乳腺单纯切除术。

三、多乳头和（或）多乳房畸形

胚胎发育过程中，自腋窝至腹股沟连线（即乳线）上形成 6～8 对乳头状局部增厚，即为乳房的始基。正常情况下，仅胸前一对发育成为乳房，其余均于出生前退化，如不退化或退化不全即形成多乳头或多乳房，亦称副乳。

1. 诊断标准

（1）临床表现。①多乳头和（或）乳房可发生在乳线的任何部位，通常位于正常乳房外上方近腋窝处或正常乳房与脐之间，偶尔在腹部或腹股沟部。②多为对称性的 1 对，也可单发或 1 对以上，较正常乳房小，常无副乳头及乳晕，或仅见副乳头。③在月经期，妊娠或哺乳期可发生肿胀、疼痛，甚至分泌乳汁。④部分患者影像学检查可能提示存在腺体样结构。和正常乳房一样，副乳亦可发生良恶性肿瘤。

（2）诊断依据。①主要根据典型体征做出诊断。②对于合并肿块者可行超声等检查进一步鉴别。

2. 治疗原则

（1）对无症状、对外形无影响者，不需治疗。

（2）对肿痛明显、影响活动、较大影响美观或合并肿块者可以手术切除。

四、男性乳腺发育

男性乳腺发育也称男性乳腺增生症，表现为单侧或双侧乳腺呈女性样发育，严重者外观如成年女性的乳房，但对全身没有影响。研究表明男性乳腺发育多与体内雌激素和雄激素的不平衡有关，在青春期和老年人当中均有可能出现雌激素水平绝对或相对的升高，从而导致腺体发育增生。另外，一些引起激素分泌失调的内分泌疾病及药物也有可能导致男性乳腺发育。

1. **诊断标准**

（1）临床表现。①青春期和老年人多见。②临床上多表现为单侧或双侧乳腺肥大，部分乳晕区可触及盘状肿块，有或无触痛。③对于触及明确肿块者可行超声检查，常可发现腺体样回声。

（2）诊断依据。①结合病史及典型表现即可做出诊断。②部分患者可能有甲状腺功能低下、肝硬化、性腺发育异常等病史，另有一部分患者有药物服用史。③对于肿块明显者需结合超声、钼靶等影像学检查，排除乳腺肿瘤。

2. **治疗原则**

多数男性乳腺发育无须治疗，对于影响外观、伴有乳头溢液或肿瘤者应手术切除。一般可行保留乳头的皮下腺体切除，病理提示伴发乳腺癌的应按恶性肿瘤原则处理。

五、乳腺纤维腺瘤

乳腺纤维腺瘤常见于青年妇女。早在 19 世纪中叶，国外学者即对本病进行了阐述及命名。在对本病的认识过程中，曾被称为乳腺纤维腺瘤、腺纤维瘤、腺瘤等。实际上这仅是由构成肿瘤的纤维成分和腺上皮增生程度的不同所致，当肿瘤构成以腺管上皮增生为主，而纤维成分较少时则称为纤维腺瘤；如果纤维组织在肿瘤中占多数，腺管成分较少时，则称为腺纤维瘤；肿瘤组织由大量腺管成分组成时，则称为腺瘤。但上述 3 种情况只是具有病理形态学方面的差异，而 3 种肿瘤的临床表现、治疗及预后并无差别，所以准确分类并无必要。

1. **临床表现**

乳腺纤维腺瘤可发生于任何年龄的妇女，多见于 20 岁左右。多为无意中发现，往往是在洗澡时自己触及乳房内有无痛性肿块，亦可为多发性肿块，或在双侧乳腺内同时或先后生长，但以单发者多见。肿瘤一般生长缓慢，怀孕期及哺乳期生长较快。

查体：本病好发于乳腺外上象限，一般乳腺上方较下方多见，外侧较内侧多见。肿瘤多为单侧乳房单发性肿块，但单乳或双乳多发肿块并不少见，有时，乳腺内布满大小不等的肿瘤，临床上称之为乳腺纤维腺瘤病。肿瘤直径一般在 1～3cm，亦可超过 10cm，甚或占据全乳，临床上称之为巨纤维腺瘤，青春期女性多见。肿瘤外形多为圆形或椭圆形、质地韧实、边界清楚、表面光滑、活动，触诊有滑动感，无触压痛，肿瘤表面皮肤无改变，腋窝淋巴结不大。对该肿瘤的详细触诊，是对该病诊断的重要手段，仔细触诊，虽肿瘤光滑，但部分肿瘤有角状突起或分叶状。

有学者将本病临床上分为 3 型。①普通型。最常见，肿瘤直径在 3cm 以内，生长缓慢。②青春型。少见，月经初潮前发生，肿瘤生长速度较快，瘤体较大，可致皮肤紧张变薄，皮肤静脉怒张。③巨纤维腺瘤。亦称分叶型纤维腺瘤。多发生于 15～18 岁青春期及 40 岁以上绝经前妇女，瘤体常超过 5cm，甚至可达 20cm。扪查肿瘤呈分叶状改变。以上临床分型对本病的治疗及预后无指导意义。

2. 诊断

乳腺纤维腺瘤的诊断一般较为容易，根据年轻女性、肿瘤生长缓慢及触诊特点，如肿瘤表面光滑、质韧实、边界清楚、活动等，常可明确诊断。

对于诊断较困难的病例，可借助乳腺的特殊检查仪器、针吸细胞学检查甚至切除活检等手段，以明确诊断。

（1）乳腺钼靶片。乳腺纤维腺瘤表现为圆形、椭圆形、分叶状，密度略高于周围乳腺组织且均匀的块影，肿瘤边界光滑整齐，有时在肿瘤周围可见一薄层透亮晕，病程长者可有片状或弧形钙化，但无沙粒样钙化。瘤体大小与临床触诊大小相似。乳腺钼靶拍片不宜用于青年女性，因为此阶段乳腺组织致密，影响病变的分辨，且腺体组织对放射线敏感，过量接受放射线会造成癌变。

（2）B超。B超是适合年轻女性的无创性检查，且可以重复操作。肿瘤为圆形或卵圆形，实质性，边界清楚，内部为均质的弱光点，后壁线完整，有侧方声影，后方回声增强。B超可以发现乳腺内多发肿瘤。

（3）液晶热图。肿瘤为低温图像或正常热图像，皮肤血管无异常。

（4）红外线透照。肿瘤与周围正常乳腺组织透光度基本一致，瘤体较大者边界清晰，周围没有血管改变的暗影。

（5）针吸细胞学检查。乳腺纤维腺瘤针吸细胞学检查的特点是可以发现裸核细胞或有黏液，诊断符合率可达90%以上。

（6）切除活检。切除活检既是一种诊断手段，又是一种治疗手段。但对于有以下情况者不宜盲目行切除活检，宜收入病房，并在快速冰冻病理监测下行肿瘤切除活检。①患者年龄较大，或同侧腋下有肿大淋巴结；②乳腺特殊检查疑有恶性可能者；③有乳腺癌家族史者；④针吸细胞学有异形细胞或有可疑癌细胞者。

3. 治疗

乳腺纤维腺瘤的治疗原则是手术切除。

（1）手术时机。①对于诊断明确且年龄＜25岁的患者，可行延期手术治疗。因为该病一般生长缓慢、极少癌变。②对于已婚，但尚未受孕者，宜在计划怀孕前手术切除。妊娠后发现肿瘤者，宜在妊娠3～6个月内行手术切除，因妊娠和哺乳可使肿瘤生长加速，甚至发生恶变。③对于年龄超过35岁者，均应及时手术治疗。④若肿瘤短期内突然生长加快，应立即行手术治疗。

（2）注意事项。①因本病患者多为年轻女性，手术应注意美观性。放射状切口对乳腺管损伤较小，对以后需哺乳者较为适宜；环状切口瘢痕较小，更美观。乳晕附近的肿瘤可采取沿乳晕边缘的弧形切口；乳腺下部近边缘的肿瘤，可沿乳房下缘作弧形切口，瘢痕更隐蔽。临床触摸不到的纤维腺瘤可以 B 超定位下手术治疗。近年来，出于美观的要求，开展了麦默通微创手术治疗乳腺纤维腺瘤。麦默通微创旋切装置需在 B 超或钼靶 X 线引导下进行，切口一般选择在乳腺边缘 0.3 ～ 0.5cm 处，术后基本不留瘢痕，且一个切口可以对多个肿瘤进行切除。但肿瘤最大直径应 3.0cm，术后加压包扎。该方法价格较为昂贵。②手术切除的肿瘤标本一定要送病理组织学检查，以明确诊断。

六、乳腺导管内（或囊内）乳头状瘤

导管内乳头状瘤又称大导管乳头状瘤、囊内乳头状瘤等，是发生于乳头及乳晕区大导管的良性乳头状瘤。肿瘤由多个细小分支的乳头状新生物构成，常为孤立、单发，少数亦可累及几个大导管。

本病多见于经产妇女，以 40 ～ 45 岁居多。其确切发病率很难统计，但发病率较低，从临床上看，导管内乳头状瘤较乳腺纤维腺瘤，甚至较乳腺癌亦明显少见。本病病程长，少数可以发生癌变。

乳腺导管内乳头状瘤与乳腺纤维腺瘤、乳腺囊性增生的发病原因相同，多数学者认为主要与雌激素水平增高或相对增高有关。

1. 临床表现

（1）症状。导管内乳头状瘤多以乳头溢液就诊，多数是在内衣上发现血迹或黄褐色污迹。无疼痛及其他不适，挤压乳腺时乳头溢液。少数以乳房肿块就诊，而以肿块就诊者，病变多在中小乳管。发生于大导管的乳头状瘤溢液发生率 70% ～ 85%，Stout 报道的乳头状瘤，溢液发生率仅为 10% ～ 25%。乳头溢液的性质一半左右为血性，其次为浆液性溢液，约占 30%。

（2）查体。本病的特点是挤压肿瘤所在区域，乳头出现血性或其他性质的溢液。大导管内乳头状瘤能在乳晕区触及肿块者占 33% 左右，肿块呈圆形、质韧、表面光滑、边界清楚。如继发感染，则肿瘤有压痛，也可与皮肤粘连。发生于中小乳管的乳头状瘤，肿瘤多在周边区，瘤体较大，可能由于乳管被阻塞、液体潴留所致。肿瘤亦可与皮肤粘连。

2. 诊断

对于有乳头溢液，特别是血性溢液的患者，如能在乳晕附近扪及 1cm 以下的圆形肿块，则 95% 的患者可诊断为乳腺导管内乳头状瘤。对于只有溢液而不能触及肿块的患者，则应采取一些辅助检查，以明确诊断。

（1）选择性乳导管造影。对乳头溢液而言，选择溢液乳导管进行造影，是一项既能明确诊断又安全可靠的方法。

1）方法。常规患侧乳头及周围皮肤消毒，找准溢液乳导管开口，用钝头细针轻轻插入病变乳导管，避免用力插入，以免刺破乳导管，一般进针 1～2cm 后，注入碘油或 76% 复方泛影葡胺，然后拍钼靶片。注药时注意不要推入空气。

2）正常乳导管造影表现。乳导管自乳头向内逐渐分支、变细，呈树枝状。自乳管开口处可分为：①一级乳管，宽 0.5～2.3mm，长 1～3cm。②二级乳管，宽 0.5～2.0mm。③三级乳管，宽 0.2～1.0mm。正常乳腺导管壁光滑、均匀、分支走向自然。如注射压力过高，造影剂进入腺泡内，形成斑点状阴影。哺乳期乳管略粗。

3）乳腺导管内乳头状瘤的表现。肿瘤多位于主导管及二级分支导管，表现为单发或多发的圆形或椭圆形充盈缺损。可有远端乳导管扩张，或出现导管梗阻，梗阻处呈弧形杯口状，管壁光滑、完整，无浸润现象。中小乳管内乳头状瘤主要表现为乳管梗阻现象。较大的乳腺导管内乳头状瘤可见病变导管扩张，呈囊状，管壁光滑完整，其间可见分叶状充盈缺损。

（2）脱落细胞学或针吸细胞学检查。将乳头溢液涂片进行细胞学检查，如能找到瘤细胞，则可明确诊断，但阳性率较低。对于可触及肿块的病例，采用针吸细胞学检查，可与乳腺癌进行鉴别诊断。

（3）乳导管镜检查。乳管镜是近几年发展起来的一种特殊检查，通过此方法可以明确诊断。找到溢液乳导管，先注入表面麻醉药，用扩张器扩张乳导管，放入乳导管镜对一、二、三级导管进行检查。导管内乳头状瘤呈粉红色或鲜红色突出于导管壁或堵塞乳导管。

（4）乳腺钼靶片。对鉴别诊断有一定参考价值。

3. 鉴别诊断

因乳管内乳头状瘤的主要症状为乳头溢液，故凡可引起乳头溢液的乳腺疾病均应进行鉴别诊断。

（1）乳腺癌。乳腺导管内乳头状癌、导管癌等可引起乳头溢液。

1）乳管造影表现。①乳管本身受到癌浸润、梗阻，破坏引起的征象包括：患病乳导管不规则浸润、僵硬、狭窄及中断，截断面呈"鼠尾状"。②因癌侵犯、收缩、压迫等引起的征象有：树枝状结构受压或受牵引移位，导管分支减少或结构紊乱，有时因肿瘤浸润而致多个相邻分支突然中断。

2）乳管镜检查发现乳导管僵硬、结节状改变。

3）脱落细胞学或针吸细胞学可发现异型细胞，可疑癌细胞甚或癌细胞。

4）钼靶拍片有时可见砂粒状钙化。

（2）乳腺囊性增生。本病溢液多为浆液性或黄绿色，且多为双乳头多乳导管溢液，临床上本病呈周期性疼痛，月经前疼痛明显，乳腺可扪及结节状肿块，质韧且压痛。乳导管造影无充盈缺损之表现。硬化型腺病表现为乳管及其分支变细，呈细线状；囊肿型表现为与导管相连的较大囊性扩张；小导管及腺泡囊性增生型表现为终末导管、腺泡呈较均匀的小囊状或串珠状扩张。

（3）乳导管扩张。临床上有乳头溢液，但多为淡黄色液体，偶有溢血。乳管造影示：乳晕下大导管显著扩张、迂曲，严重者呈囊性，无充盈缺损。

（4）乳管炎。溢液为混浊、脓性，乳管镜发现乳导管充血、水肿、有分泌物。

4. 治疗

乳腺导管内乳头状瘤能明确诊断者均应手术治疗。40岁以下者以区段切除为主，年龄超过40岁或多个乳管溢液者，可行保留乳头的乳腺单纯切除术（皮下乳房切除术）。术后标本均应送病理检查，如有癌变，可追加放疗或化疗。

手术注意事项：术前2天不要挤压乳房，以免积液排净，术中找不到溢液乳管；术中用钝针插入溢液导管作为引导或注入亚甲蓝，将整个蓝染的乳腺小叶及相关乳导管一并切除。如疑有恶变，术中应行冰冻病理检查。

对于乳头溢液的治疗，当除外生理性、内科疾病及药物等因素所致者外，原则上亦应行手术治疗，特别是年龄在40岁以上者，更应行手术治疗。

七、乳腺癌

乳腺癌是女性最常见的恶性肿瘤，欧美国家发病率在0.01%左右，而我国是相对低发地区，发病率在0.03%～0.04%，但呈逐年上升趋势，尤其在北京、上海等大城市，其发病率亦达0.07%。乳腺癌的发病机制至今尚未明确，流行病学研究提示月经初潮早、绝经晚、生育晚、未生育人群发病率更高，提示雌激素暴露时间和强度在乳腺癌发生中可能起一定作用。遗传和家族因素是乳腺癌的危险因素之一，目前认为*BRCA1/2*、*P53*、*PTEN*等抑癌基因参与遗传性乳腺癌的发生。另外，放射性损害与乳腺癌发生有一定关系。

精编外科学治疗新进展

1. 诊断标准

（1）临床表现。

1）好发于中老年女性，其临床表现多样，可能表现为肿块、乳头溢液，亦可完全没有主观症状。

2）无痛性肿块为乳腺癌常见的表现，多为单发，好发于外上象限，典型者质硬，边界不清，活动度差。

3）肿瘤侵犯导致皮肤淋巴管堵塞而引起局部皮肤红肿，使皮肤呈橘皮样，形成典型的"橘皮征"，若红肿面积超过乳房面积1/3则称之为"炎性乳癌"。若肿瘤侵犯Cooper韧带，引起皮肤凹陷，则形成"酒窝征"。肿瘤侵犯乳腺导管可导致乳头回缩或凹陷。向后方侵犯胸肌筋膜或胸肌可使肿块或乳房固定。晚期肿瘤可破溃形成火山口样溃疡面，常继发感染，伴有恶臭。肿瘤广泛侵犯周围组织，可引起"铠甲胸"、胸壁塌陷等特殊表现。部分患者乳头溢液者以血性溢液为首发表现，多为单侧、单孔溢液。少数患者出现乳头、乳晕皮肤瘙痒、脱屑、糜烂、增厚等湿疹样表现，称之为"湿疹样癌"。

4）乳腺癌最常见的转移途径是淋巴转移。通过淋巴引流可转移至腋窝、内乳的淋巴结，亦可通过淋巴通路转移至肝脏、对侧乳腺。血行转移是乳腺癌术后复发的根源，常见的转移部位包括骨、肝、肺和脑。

5）影像学检查。值得注意的是近年来无症状的乳腺癌比例逐步增高，仅在影像学上呈现乳腺癌的表现，这是影像筛查水平提高的结果。①典型的乳腺癌超声结果表现为低回声肿块，边界不清，形状不规则，无包膜，后方回声衰减，血流丰富。典型腋窝淋巴结转移癌表现为淋巴结增大，皮质增厚，髓质减少甚至消失。②乳腺癌的钼靶可表现为肿块和（或）钙化。典型的恶性肿块表现为边界不清，形状不规则，可有毛刺。多形性钙化和杆状、分枝状钙化是典型的恶性钙化。部分早期乳腺癌患者仅表现为钙化。③乳腺癌的

MRI 表现多样，典型表现为边界不清楚的肿块，明显强化，强化曲线呈廓清型或平台型。

6）对于乳头溢液者进行乳管镜检查可能发现一些导管内改变，可表现为管壁粗糙、僵硬、导管内肿瘤。乳管造影可能会发现管壁僵硬、充盈缺损等表现，但阳性率较低。

7）对于可疑恶性的乳腺病灶，应获取组织学标本明确诊断。首选粗针穿刺活检，目前多采用带有自动弹射装置的活检枪，配合 14～16G 活检针，可获取足够组织标本供病理诊断，有条件应在影像引导下进行。

8）对于确诊乳腺癌的患者，应该通过骨扫描、胸片、腹部超声或 CT 等检查筛查有无远处转移。

（2）诊断依据。①需根据病史、体征及影像学检查综合判断方能做出诊断。②随着无症状的乳腺癌增多，需重视超声、钼靶、MRI 等辅助检查在乳腺癌诊断中的作用。③对于可疑病灶进行穿刺或切除活检是唯一确诊手段。④病理诊断要求报告乳腺癌病理类型，组织学分级，雌激素受体（Estrogen receptor，ER）、孕激素受体（Progesterone receptor，PR）、人表皮生长因子 2（HER2）、增生指数（Ki-67）等分子指标。

2. 治疗原则

随着对乳腺癌分子生物学特性的认识加深，单一外科治疗的理念已经逐渐被综合治疗的理念取代，现代乳腺癌治疗原则为根据患者肿瘤分期和分子分型进行的包括手术、放疗、内分泌、化疗和靶向治疗的综合治疗。

（1）外科治疗。①改良根治术是目前最经典的乳腺癌根治性切除的术式。②对早期乳腺癌患者，保留乳房的局部切除术加行放疗。③对于临床检查腋窝淋巴结阴性的浸润性乳腺癌患者可以应用前哨淋巴结检测技术。

（2）放射治疗。是乳腺癌局部治疗的手段之一。保乳手术患者术后需常规接受局部放疗。对于淋巴结阳性患者推荐胸壁放疗和锁骨上区的放疗，原发肿瘤较大或存在脉管癌栓推荐行胸壁放疗。

（3）内分泌治疗。雌激素受体和（或）孕激素后素体阳性者对于内分泌治疗敏感，应该接受内分泌治疗，受体阴性患者内分泌治疗获益率低，常规不给予内分泌治疗。经典的内分泌治疗药物是他莫昔芬，该药为选择性雌激素受体调节剂，通过竞争性抑制雌激素与雌激素受体的结合达到抑制细胞生长的目的，可以用于绝经前和绝经后的女性。绝经前女性的激素主要来源于卵巢，药物卵巢去势可以起到很好的效果。戈舍瑞林是黄体生成素释放激素类似物，通过竞争性结合垂体 LHRH 受体，引起女性雌二醇水平降低。绝经后女性的雌激素激素主要来源于肾上腺等处的雄激素在芳香化酶的作用下转化为雌激素。近年来，大量临床研究结果显示芳香化酶抑制药在绝经后女性有很好的疗效，效果优于他莫昔芬。这类药物包括阿那曲唑、来曲唑和依西美坦。

（4）化疗。淋巴结阳性患者多需要接受化疗，淋巴结阴性患者若年轻（＜35 岁）、肿瘤体积大（直径＞2cm）、组织学分级高（Ⅱ～Ⅲ级）、HER2 阳性、存在脉管癌栓等高危因素，亦应考虑给予化疗。经典的 CMF 方案（环磷酰胺，甲氨蝶呤，氟尿嘧啶）目前应用较少，蒽环类和紫杉类药物成为乳腺癌辅助化疗最常用，也是疗效最显著的两类药物。临床常用方案为 AC（阿霉素，环磷酰胺），TC（多西紫杉醇，环磷酰胺），ACST（阿霉素，环磷酰胺，序贯紫杉醇／多西紫杉醇）。

（5）靶向治疗。目前较为成熟的乳腺癌靶向治疗药物以人表皮生长因子受体为靶点。其中曲妥珠单抗为 HER2 单克隆抗体，与化疗或内分泌治疗联用，可以大幅改善 HER2 阳性乳腺癌患者远期生存。另一种靶向治疗药物拉帕替尼是一种口服的小分子酪氨酸激酶抑制药，可同时作用于 HER1 和 HER2 受体，主要应用于晚期乳腺癌。

第四节 胃肠疾病

一、胃、十二指肠溃疡

胃、十二指肠溃疡又称为"溃疡病""消化性溃疡"，是胃溃疡和十二指肠溃疡的总称，与胃酸／胃蛋白酶的消化作用有关，也与胃或十二指肠黏膜的屏障作用被破坏有关，是一种慢性常见病。溃疡病的主要症状是上腹部疼痛，可无明显症状或出现隐匿症状。疼痛与饮食有关，可因进食、饥饿、服药、酸性食物或饮料而诱发。亦可以因进食、饮水、服用碱性食物而缓解。

1. **诊断标准**

（1）临床表现。溃疡病的主要症状是上腹部疼痛，可无明显症状或出现隐匿症状，典型症状主要有：①慢性过程，病史可达数年或数十年。②周期性发作，发作与自发缓解相交替，发作期和缓解期可长短不一，短者数周，长者数年，发作常呈季节性，可因情绪不良或过劳而诱发。③发作时上腹痛呈节律性，腹痛可多为进食或服用抗酸药所缓解。胃溃疡多在饭后发生疼痛；十二指肠溃疡则在餐前出现疼痛，直至下次进食才能使疼痛缓解，且常于夜间发作。

（2）诊断要点。①腹痛：主要位于上腹，胃溃疡常为进食后疼痛，十二指肠溃疡常为饥饿时疼痛，但亦可有不典型的腹痛。②可伴有有恶心、呕吐、黑便、贫血、乏力等表现。③左上腹或（和）剑突下压痛。④可有贫血貌（如睑结膜、皮肤苍白）。⑤血常规检查可有血红蛋白降低。⑥上消化道造影可见龛影。⑦胃镜可见溃疡面，取病理可证实。

2. 治疗原则

（1）原则上以内科治疗为主。给予质子泵抑制药，胃黏膜保护药，针对幽门螺杆菌的抗菌药物等联合治疗。

（2）外科治疗。

1）手术适应证。①内科规律治疗无效或复发。②出现过并发症穿孔、大出血、幽门梗阻。③可疑恶变。

2）术前准备。术前清洁洗胃。如有幽门梗阻，可考虑术前 3 日起每晚温盐水洗胃 1 次，术前清洁洗胃。

3）术式选择。①胃大部切除术：毕 I 式吻合术（适合胃溃疡，无幽门梗阻者）；毕 II 式吻合术（适合胃溃疡，十二指肠溃疡者）；溃疡旷置术（适合溃疡切除困难或球后溃疡者）。②迷走神经切断术：适合十二指肠溃疡，无幽门梗阻者。

4）术中原则。①胃大部切除术切除胃体积的 50% ～ 75%（视具体情况而定）。②尽可能切除溃疡。③根据情况选择吻合术式毕 I 式或毕 II 式，尽可能做毕 I 式吻合。

5）术后注意事项。①保持胃管通畅。②术后根据情况适时拔除胃管及进食。③术后予 H2 受体阻滞剂或质子泵抑制剂，应用时间视情况而定。

二、胃、十二指肠溃疡穿孔

胃、十二指肠溃疡穿孔是溃疡病的严重并发症之一。十二指肠溃疡穿孔多见于十二指肠球部前壁偏小弯侧；胃溃疡穿孔多见于近幽门的胃前壁，多偏小弯侧。

1. 诊断标准

（1）多有溃疡病史，近期有溃疡活动症状。

（2）突发上腹刀割样剧烈疼痛，迅速波及全腹，可有肩、肩胛部放射性疼痛。

（3）可有恶心、呕吐等上消化道症状。

（4）可出现休克表现。

（5）急性痛苦面容，惧怕翻身活动及深呼吸。

（6）腹膜炎体征压痛、反跳痛、肌紧张，典型者为板状腹。

（7）腹式呼吸受限，胃泡鼓音区缩小或消失，肝浊音界缩小或消失，肠鸣音减弱或消失。

（8）立位腹平片可见膈下游离气体。

（8）腹腔穿刺可见黄色浑浊液体。

（10）可考虑应用水溶性造影剂行上消化道造影，发现造影剂外溢。

2. 治疗原则

（1）非手术治疗。

1）适应证。①症状轻。②空腹穿孔。③判断穿孔较小腹膜炎体征较轻，膈下游离气体少。

2）方法。①禁食。②持续胃肠减压。③高坡卧位。④静脉营养支持。⑤抗菌药物广谱＋抗厌氧菌。

（2）手术治疗。

1）适应证。①症状重，腹痛剧烈。②饱腹穿孔。③腹膜炎体征重。④非手术治疗后症状和体征无缓解，甚至加重。

2）术前准备。①禁食。②胃肠减压。③抗菌药物治疗。

3）术式。①单纯穿孔修补：原则上首选。②胃大部切除术：穿孔时间小于 12 小时，探查时发现腹腔污染轻，胃壁水肿轻或有出血或幽门梗阻。③术中冲洗腹腔要尽量彻底。④根据情况选择放置引流管。

4）术后注意事项。①持续胃肠减压。②术后高坡卧位。③术后予 H2 受体阻滞药或质泵抑制药。

三、溃疡病大出血

胃十二指肠溃疡大出血是指以大量呕血、黑便，表现出休克前期或休克，以及血红蛋白明显下降为主要临床表现的患者，不包括小量出血或仅有便潜血阳性的患者。

1. 诊断标准

（1）呕血和（或）便血。

（2）可伴有失血性休克表现。

（3）腹部可有轻压痛，肠鸣音活跃。

（4）血红蛋白降低。

（5）急诊胃镜有助于诊断及判定出血部位。

（6）可行血管造影检查协助诊断及判断出血部位。

2. 治疗原则

（1）非手术治疗。

1）适应证。对于出血量相对少、生命体征可控制平稳或非持续性出血的患者可先试行非手术治疗。

2）方法。①禁食、胃肠减压：了解出血情况。②止血药物：全身；局部：胃管注入。③补充失血量：治疗休克可给予输血治疗。④给予 H2 受体阻滞药或质子泵抑制药。⑤内镜治疗：适应证：生命体征平稳，休克纠治良好的患者；方法：利用药物、电凝、钛夹等方法。⑥血管造影栓塞治疗：对于生命体征可控制平稳的患者。

（2）手术治疗。

1）适应证。①失血速度快，迅速出现休克。②快速输血输液休克仍无法改善。③年龄大于 60 岁，有冠状动脉硬化症者。④有溃疡病史，近期内已有多次出血。⑤经非手术治疗后再次出现大出血。⑥内镜检查明确出血部位，但无法止血者或止血处理后再次大出血。⑦血管造影栓塞治疗无法止血或栓塞后再次大出血。

2）术前准备。①禁食。②胃肠减压。③积极治疗休克。④备足血液制品。⑤应用 H2 受体阻滞药或质子泵抑制药。

3）术式选择。①胃切开止血：缝扎，局部切除。②胃大部切除术。

四、急性胃扩张

急性胃扩张的临床表现为胃和十二指肠极度急性膨胀，腔内有大量液体滞存。以往认为主要是手术后的并发症，尤其是腹膜后的手术后易于发生。过度饱食后也可以发生此类情况，其严重性较手术后急性胃扩张为大，治疗上也有一定的区别。此外，长期仰卧床、糖尿病酮症酸中毒、低血钾等患者也可以发生此病。

1. 病理生理

胃和十二指肠高度扩张，可以占据几乎整个腹腔，胃壁可能因为过度伸张而变薄，或因炎性水肿而增厚，或因血循环障碍而发生坏死穿孔。在大多数患者可以发现十二指肠横部受肠系膜上动脉的压迫，甚至十二指肠壁可能发生压迫性溃疡。在少数患者，全部十二指肠和空肠上端也呈现扩张。在晚期，胃黏膜上有小糜烂出血点。在病程中，大量液体继续不断分泌，积存于胃、十二指肠腔内，并且不能在胃、十二指肠内被吸收，因而造成体内脱水和电解质丢失，终于出现酸碱失衡以及血容量缩减和周围循环衰竭。胃壁坏死穿孔可以引起急性腹膜炎，导致休克。

2. 诊断和鉴别诊断

（1）症状与体征。初期患者仅感觉无食欲，上腹膨胀和恶心，很少有剧烈腹痛。随后出现呕吐，起初为小口，反逆出胃内积液，以后量逐渐增加。患者呕吐时似毫不费力，从无干呕现象。呕出液常具有典型特性，开始为深棕绿色浑浊液体，后呈咖啡渣样，为碱性或中性，隐血试验为强阳性，但不含血块，亦无粪便臭味。呕吐后腹胀不适并不减轻，此时若插入胃管，即发现胃内尚积存大量相同液体，甚至可达 3～4L，说明所谓呕吐症状实际上是胃、十二指肠内积液过满后的溢出现象。此时检查可发现腹部呈不对称膨胀（以左上腹和中腹较明显）和水震荡声。全腹可能有弥散性轻度触痛，肠蠕动音减低或正常。如未能及时诊断和处理，则水和电解质紊乱症状逐渐出现，患者极度口渴，脱水征明显，脉搏快弱，呼吸短浅，尿量减少，终于因休克和尿中毒而死亡。如在病程中突然出现剧烈腹痛，全身情况显著恶化，全腹有明显压痛，腹腔内有积水征，则表示胃发生坏死穿孔。

鉴别诊断应与弥散性腹膜炎、高位机械性肠梗阻、肠麻痹区别。在弥散性腹膜炎，体温常升高，腹膜刺激体征明显，肠腔呈普遍性气胀，肠蠕动音消失。在机械性高位肠梗阻，常有较明显的腹痛，肠蠕动音增强，呕吐物含小肠内容物，腹胀不显著。肠麻痹主要累及小肠下端，故腹胀是以腹中部最为明显。在这 3 种情况下，胃内一般没有大量液体积存，而且胃内积液吸空后，症状并不立刻减轻。

（2）化验室及影像学检查。手术后初期或过分饱食后，如出现上述溢出性呕吐症状和具有上述特征的吐出物，并发现上腹部胀满、水震荡声，即应怀疑为急性胃扩张。应立即置入胃管，若吸出大量同样液体，诊断即可确定，不应等待大量呕吐和虚脱症状出现后，才考虑到这种可能。

化验检查可反映脱水和电解质紊乱程度，包括血红蛋白增高、低钠血症、低钾血症以及低氯血症。酸碱平衡紊乱决定于电解质丧失的比例，可出现酸中毒或碱中毒。体温升高和白细胞计数增多并不常见。

在创伤、感染后发生时，一般不易联想到急性胃扩张的诊断。若在腹部 X 线平片上见左上腹部弥散性一致阴影，胃气泡水平面增大，或侧位片上有充气扩大十二指肠时，应考虑到急性胃扩张可能。上腹部 CT 可明确诊断，可见扩张胃腔占据上腹部。

3. 预防和治疗

在上腹部大手术后采用胃肠减压，至术后胃肠暂时性麻痹消失、蠕动恢复时停止，是预防急性胃扩张的有效措施。手术时避免不必要的组织创伤和手术后注意患者卧式的变换，也具有预防的意义。避免暴饮暴食，尤其在较长时期疲劳和饥饿后不过分饱食，对预防发生急性胃扩张很重要。

对手术后急性胃扩张一般常用的治疗有四方面措施。

（1）置入胃减压管吸出全部积液。用温等渗盐水洗胃，禁食，并继续减压，至吸出液为正常性质为止，然后开始少量流质饮食，如无滞留，可逐渐增加。

（2）经常改变卧位姿势以解除十二指肠横部的受压。如病情许可，可采用俯卧位，或将身体下部略垫高。

（3）静脉输入适量生理盐水和葡萄糖溶液以矫正脱水和补充电解质的损失，必要时输血。给予生长抑素抑制分泌，如有低钾性碱中毒，除补充水和氯化物外，还需补充钾盐。糖尿病酮症酸中毒控制血糖。每日记录水盐出入量，并作血化学检查（钠、钾、氯化物、二氧化碳结合力、非蛋白氮等）。维持尿量正常。

（4）暴饮暴食所致的胃急性扩张，胃内常有大量食物和黏稠液体，不易用一般胃减压管吸出，常需要用较粗胃管洗胃才能清除，但应注意避免一次用水量过大或用力过猛，造成胃穿孔。如经减压或洗胃后，腹部膨胀未明显减轻，或大量食物不能吸出，则需考虑手术治疗，切开胃壁清除其内容物。对已有腹腔内感染、气腹或疑有胃壁坏死的患者，应在积极准备后及早手术治疗。手术方法以简单有效为原则，术后应继续胃管吸引减压，或做胃造口术。

五、胃肿瘤

（一）胃癌

胃癌是全球范围内常见的恶性肿瘤，中国胃癌的人口调整病死率男性为 40.8/100000，女性为 18.6/100000，分别是欧美发达国家的 4.2 ～ 7.9 倍和 3.8 ～ 8.0 倍。我国胃癌发病率有明显的地区差异和城乡差别，城市地区是农村地区的 1.6 倍。由于胃癌及癌前期病变的症状隐匿且无特异性，因此早期胃癌很难发现，我国仅 5% ～ 10% 的胃癌能够早期诊断。胃癌可发生于任何年龄，以 40 ～ 60 岁多见，男多于女，约为 1.9 ∶ 1。发病原因目前尚不明确，可能与多种因素，如生活习惯、饮食种类、环境因素、遗传素质、精神因素等有关，也与慢性萎缩性胃炎、胃息肉、胃黏膜不典型增生和肠上皮化生、手术后残胃，以及长期幽门螺杆菌感染等有一定的关系。胃癌可发生于胃的任何部位，半数以上多见于胃窦部，尤其是胃小弯侧。其次在贲门胃底部，胃体区相对较少。病变仅局限于黏膜及黏膜下层者称为早期胃癌，早期胃癌中直径在 5 ～ 10mm 者称小胃癌，直径 < 5mm 称微小胃癌。癌性病变侵及肌层或全层称为进展期胃癌，通常伴有不同程度淋巴结及脏器转移。胃癌的转移途径包括直接播散、淋巴结转移及血行转移。

1. 诊断

（1）症状。早期胃癌 70% 以上无明显症状，可表现为非特异性上腹部不适、食欲缺乏、消化不良、隐痛、反酸、嗳气等症状。病情进展后可出现上腹或左上腹痛，疼痛无规律，恶心、呕吐，体重下降、黑便、不明原因的乏力、消瘦或进行性贫血等。晚期可出现腹部肿块、呕血、穿孔。

（2）体检。早期体检多无阳性发现，随病情进展上腹部可触及压痛。晚期可触及腹部肿块、锁骨上淋巴结肿大，直肠指诊可触及直肠陷窝肿块。

（3）实验室检查。半数患者可出现贫血、低蛋白血症，大便潜血阳性。

血清肿瘤标志物 CEA、CA199、CA724、CA242、CA125 等可用于协助诊断及随诊。

（4）辅助检查。X 线气钡双重对比造影可发现直径＜1cm 的早期胃癌，检查准确率近 80%。纤维胃镜检查可发现直径＜0.5cm 的早期胃癌并可进行病理诊断，是诊断胃癌最直接准确有效的方法。CT 及超声、内镜超声检查有助于肿瘤诊断及临床分期，可用于评估胃肿瘤侵犯情况、与周围脏器关系、周围实质性脏器有无转移、有无切除可能等。

2. 鉴别诊断

应与胃炎、胃溃疡、胃肉瘤、胃良性肿瘤进行鉴别诊断，通过 X 线气钡双重对比造影、纤维胃镜检查即可确诊。

3. 治疗原则

以手术为主的综合治疗。

（1）手术方式（开腹或腹腔镜）。①胃癌根治术：胃切除范围应距肿瘤边缘≥5cm，推荐采用胃切除术联合 D2 淋巴结清扫术。②胃癌姑息性切除术：适用于胃癌较大，侵犯周围脏器，无法完整切除者，或远处淋巴结转移者。③短路手术：肿块浸润广泛、无法切除或患者一般状况极差，可行胃空肠吻合术。④腹腔镜胃癌根治术：具有术中出血少、术后疼痛轻、恢复快、胃肠道功能恢复快、缩短患者住院时间的优势，但尚需大规模临床随机对照研究证实。

（2）化学治疗。胃癌化疗主要目的包括胃癌切除术后的辅助化疗，用于消灭残存的微小肿瘤，防止复发；姑息性治疗，用于已经发生转移的难以治愈病例；术前新辅助治疗，提高手术切除率及综合治疗效果；术中化疗，提高综合治疗效果。胃癌化疗常用药物包括5-氟尿嘧啶、亚叶酸钙、丝裂霉素、表柔比星、顺铂、奥沙利铂、卡培他滨、紫杉特尔等，常用联合化疗方案包括 ECF、ELF、DCF、FOLFOX 和 XELOX 等。

（二）胃恶性淋巴瘤

胃恶性淋巴瘤是胃非癌恶性肿瘤中最常见的类型，原发于胃壁内淋巴滤泡的恶性肿瘤，可表现为局限的原发性病变，但也可以是全身性疾病的一个局部表现。男性患者稍多见，占胃部恶性肿瘤的 3%～5%。

1. 诊断

（1）症状。无特异性临床表现，可有上腹部疼痛不适、上腹饱胀、反酸、嗳气、呕血、黑便，食欲缺乏、体重下降等症状。

（2）体检。上腹部压痛，部分患者腹部可触及肿块。

（3）实验室检查。可出现贫血、低蛋白血症，大便潜血阳性。

（4）辅助检查。X 线气钡双重对比造影可显示典型"鹅卵石征"。胃镜检查提示多发浅表溃疡，并可取组织活检；超声胃镜可见侵犯深度及胃壁各层变化和了解胃周淋巴结和邻近组织器官的情况。CT 检查可进一步了解肿块部位、范围、大小、胃周围淋巴结有无肿大以及邻近脏器有无占位病变和肝、脾是否肿大。

2. 鉴别诊断

胃癌：恶性淋巴瘤发病年龄较轻，病程较长，一般状况较好，梗阻、贫血和恶病质较少见。X 线气钡双重对比造影、纤维胃镜检查即可确诊。

3. 治疗原则

根据肿瘤大小、部位，分期综合决定。对于ⅠE 期和Ⅱ1E 期的病变，因病灶较局限，以手术治疗为主。尽可能地根治性切除原发病灶及邻近的区域淋巴结，术后辅以化疗或放疗达到治愈的目的。Ⅱ2E、ⅢE 及Ⅳ期的患者则以联合化疗与放疗为主。若患者情况许可，应尽可能切除原发病灶，以提高术后化疗或放疗的效果，并可避免由此引起的出血或穿孔等并发症。可采用根治性胃次全切除术或全胃切除术，彻底切除原发肿瘤及周围淋巴结。术后应辅助化疗及放疗。

（三）胃肠间质肿瘤

胃肠间质瘤（gastrointestinal stromal tumor，GIST）是一类起源于胃肠道间叶组织的肿瘤，占消化道间叶肿瘤的大部分。GIST与胃肠道肌间神经丛周围的Cajal间质细胞（ICC）相似，均有*C-KIT*基因、CD117、CD34表达阳性。占胃肠道恶性肿瘤的1%～3%，估计年发病率为1/10000～2/10000，多发于中老年患者，40岁以下患者少见，男女发病率无明显差异。GIST大部分发生于胃（50%～70%）和小肠（20%～30%），结、直肠占10%～20%，食管占0～6%，肠系膜、网膜及腹腔后罕见。GIST患者第1次就诊时有11%～47%已有转移，转移主要在肝和腹腔。

1. 诊断

（1）症状。无特异性临床表现，GIST的症状依赖于肿瘤的大小和位置，通常无特异性。胃肠道出血是最常见症状。贲门部GIST吞咽困难症状也很常见。部分患者因溃疡穿孔就诊，可增加腹腔种植和局部复发的风险。

（2）体检。部分患者可触及上腹部活动肿块、表面光滑、结节或分叶状。

（3）实验室检查。可出现贫血、低蛋白血症，大便潜血阳性。

（4）辅助检查。X线钡餐示边缘整齐、圆形充盈缺损，中央可有"脐样"溃疡龛影，或表现为受压、移位。胃镜可明确肿瘤部位、大小。超声内镜及CT胃三维重建对于外生性肿瘤可协助诊断GIST位置、大小、局部浸润状况、转移等。

（5）病理诊断。GIST确诊最终依赖病理切片及免疫组化结果。典型的GISTs免疫组化表型为CD117和CD34阳性。少数病例（5%～7%）CD117阴性，此时胃肠间质肿瘤的诊断主要依靠基因突变类型检测，80%以上的胃肠道间质肿瘤的基因突变类型是 *KIT* 或 *PDGFRA* 的突变。DOG1 是最近发现的一种在 GIST 中特异表达的一种细胞膜表面蛋白，目前被认为是一个特异性胃肠道间质肿瘤的诊断标准，尤其适用于 CD117 以及 KIT 和 PDGFRA 突变基因检测阴性的胃肠道间质肿瘤的诊断。

2. 鉴别诊断

胃肠道平滑肌瘤／肉瘤：胃平滑肌肉瘤生长快，通常位于胃底，直径常＞3cm，伴溃疡、大出血，或可伴严重贫血、血性腹水。平滑肌瘤常位于胃体及胃窦部，纤维胃镜可协诊。临床表现、辅助检查有时与 GIST 难以鉴别诊断，诊断最终仍需依赖于病理切片及免疫组化结果。GIST 大多 CD117 和 CD34 弥散性阳性表达，SMA 不表达或为局灶性表达，而平滑肌瘤／肉瘤 CD117 和 CD34 阴性表达，SMA 弥散性阳性表达。

3. 治疗原则

（1）手术切除是胃肠道间质肿瘤唯一能治愈的方法。可行局部切除或楔形切除，切缘距肿瘤边缘应超过 2cm。

（2）对于术后高度复发风险、手术难以切除或切除术后复发、转移患者，应接受甲磺酸伊马替尼药物治疗。甲磺酸伊马替尼可抑制酪氨酸激酶、C-KIT 受体、血小板衍化生长因子受体（platelet derived growth factors receptor，PDGFR）等，甲磺酸伊马替尼原发性耐药或继发性耐药患者应接受舒尼替尼药物治疗。舒尼替尼的目标包括血管内皮生长因子受体（vascular endothelial growth factor receptor，VEGFR）1 ～ VEGFR3，CD117，KIT，PDGFRα 和 PDGFRβ，作用谱广，舒尼替尼可以作为伊马替尼耐药的一线替代药物。

（四）胃良性肿瘤

1. 诊断

共分为两大类：一类来源于黏膜的良性上皮细胞瘤，如胃腺瘤、腺瘤性息肉、多见于胃窦部。另一类为良性间叶组织肿瘤，如平滑肌瘤、纤维瘤、脂肪瘤、血管瘤、神经纤维瘤等。

（1）症状。通常无症状，剖腹术或钡餐检查时偶然发现，有时可出现上腹部不适、隐痛，贲门附近肿瘤可出现咽下困难、幽门部肿瘤可出现梗阻症状。

（2）体检。部分患者可触及腹部肿块、活动、表面光滑或呈结节状，境界清晰。

（3）辅助检查。X线钡餐示边缘整齐圆形充盈缺损，中央可有溃疡龛影，或表现为受压、移位。胃镜及活检可明确肿瘤部位、大小及性质。

2. 鉴别诊断

胃恶性肿瘤：可通过胃镜活检明确良恶性肿瘤，指导治疗方案。对于外生性肿瘤可通过B超及CT协助诊断。

3. 治疗原则

（1）带蒂良性小腺瘤、息肉可行内镜下切除。

（2）较小肿瘤可行肿瘤基底黏膜或部分胃壁局部切除。较大肿瘤应行胃部分切除。行术中冰冻检查，除外恶性肿瘤。

六、肠炎性疾病

（一）急性出血性肠炎

本病为一种原因尚不明确的急性肠管炎症性病变，血便是临床主要症状之一。多见于儿童和青少年，也可以发生于任何年龄，男女患病比例为（2～3）：1。由于在手术或尸检中可以观察到不同阶段的病变，发现有充血、水肿、出血、坏死等不同的病理改变，故又可称为"节段性出血坏死性肠炎"。

1. 诊断标准

（1）临床表现。①急性腹痛：阵发性绞痛或持续性疼痛伴阵发性加重，多在脐周或遍及全腹。②多伴腹泻，80%的患者有血便，呈血水样或果酱样，有时为紫黑色血便，有部分患者腹痛不重而以血便症状为主。③寒战发热，恶心呕吐。④感染中毒性休克表现。⑤不同程度的腹胀、腹肌紧张和压痛，出现肠管坏死或穿孔时有腹膜刺激征，肠鸣音减弱或消失。

（2）诊断要点。①发病急骤，开始以腹痛为主，多在脐周或遍及全腹，为阵发性绞痛或持续性疼痛伴阵发性加重。②腹泻和血便，呈血水样或果酱样，有时为紫黑色血便。③往往伴有寒战发热和恶心呕吐。④进展迅速，部分患者很快出现感染中毒性休克。⑤查体有不同程度的腹胀，腹肌紧张及压痛，肠鸣音一般减弱。有时可触及压痛之肿块。⑥化验检查：白细胞计数中度升高，大便潜血往往为阳性。部分患者大便培养有大肠埃希菌生长，厌氧培养可见到产气荚膜杆菌。⑦X线腹部平片检查可见小肠扩张充气并有液平，肠间隙增宽显示腹腔内有积液。⑧腹腔穿刺可抽出血性液体。

2. 治疗原则

（1）本病应以非手术治疗为主。①禁食、胃肠减压，输液输血及适当的静脉营养。②应用广谱抗菌药物及甲硝唑以抑制肠道细菌特别是厌氧菌的生长。

（2）手术疗法

1）手术指征。经非手术治疗，全身中毒症状不见好转且有休克倾向，局部体征加重者；有明显腹膜刺激征考虑肠坏死穿孔者；有肠梗阻表现经非手术治疗不见好转者；反复肠道大出血非手术治疗无法控制者。

2）手术方式。①如肠管表现为充血和浆膜下出血，无坏死穿孔，亦无大量消化道出血，仅给予普鲁卡因肠系膜封闭即可。②有肠穿孔或有不可控制的消化道出血。病变部分可行一期切除吻合术。③病变广泛，远端肠管无坏死，可切除坏死肠段，行双腔造瘘，待恢复后再行二期吻合。也可行一期吻合后远端做导管造瘘，待肠功能恢复后再将导管拔除。

（二）伪膜性肠炎

伪膜性肠炎多发生在应用大量广谱抗菌药物的患者，主要表现为严重腹泻伴有明显的全身症状。轻症者停用抗菌药物可自愈，严重者可死亡。目前认为，伪膜性肠炎主要致病菌是梭状芽孢杆菌，该菌产生的毒素可以直接损伤肠壁细胞，使肠壁出血坏死。肠炎的病理变化主要在黏膜及黏膜下层，轻者只有黏膜充血水肿，严重者黏膜有广泛的糜烂和灶状坏死，其上有一层由坏死组织、纤维蛋白、炎性细胞、红细胞、黏液和细菌构成的假膜所覆盖，假膜呈片状分布，黄绿色或棕色，质软易脱落，因此称之为伪膜性肠炎。

1. **诊断标准**

（1）临床表现。①呈水样便或黄色蛋花样便或浅绿色水样便，可见脱落的假膜。②查体可见脱水及重病容。腹部膨胀，全腹肌抵抗和轻压痛，肠鸣音减弱。③重型患者可出现高热、腹胀和明显的中毒症状，如精神迷乱、呼吸深促、手足发凉及出现休克。

（2）诊断要点。①有大型手术应激、广谱抗菌药物应用或化疗的病史。②突然出现高热、腹泻、排出大量黄绿色水样或蛋花样便，含有脱落的假膜。③大便涂片做革兰染色发现阳性球菌相对增多而阴性杆菌减少。④内镜检查见黏膜有急性炎症，上有斑块或已融合成假膜，活检见假膜内含有坏死上皮、纤维蛋白及炎性细胞。⑤双酶梭状芽孢杆菌抗毒素中和法测定出大便中有难辨梭状芽孢杆菌毒素的存在。

2. **治疗原则**

（1）立即停用正在使用的抗菌药物，使用万古霉素或甲硝唑。

（2）口服消胆胺，以利梭状芽孢杆菌毒素的排出。

（3）用正常人大便与等盐水混悬液保留灌肠。

（4）补充液体及电解质。

（5）如有中毒性休克，血容量恢复后不能维持血压时，可适当给予升压药物，同时给予肾上腺皮质激素以减少毒性反应。

七、肠梗阻

任何原因引起的肠内容物通过障碍统称肠梗阻，是常见的外科急腹症之一。有时急性肠梗阻诊断困难，病情发展快，常致患者死亡。目前的病死率一般为 5% ～ 10%，有绞窄性肠梗阻者为 10% ～ 20%。死亡的原因往往是由于诊断错误，延误手术时机，手术方式选择不当，水、电解质与酸碱平衡失调，以及患者年龄大合并心肺功能不全等。

对肠梗阻的分类是为了便于对病情的认识、指导治疗和对预后的估计，通常有下列几种分类方法：

1. 按病因分类

（1）机械性肠梗阻。临床上最常见，是由于肠内、肠壁和肠外各种不同机械性因素引起的肠内容通过障碍。

（2）动力性肠梗阻。是由于肠壁肌肉运动功能失调所致，并无肠腔狭窄，又可分为麻痹性和痉挛性两种。前者是因交感神经反射性兴奋或毒素刺激肠管而失去蠕动能力，以致肠内容物不能运行；后者系肠管副交感神经过度兴奋，肠壁肌肉过度收缩所致。有时麻痹性和痉挛性可在同一患者不同肠段中并存，称为混合型动力性肠梗阻。

（3）血运性肠梗阻。是由于肠系膜血管内血栓形成，血管栓塞，引起肠管血液循环障碍，导致肠蠕动功能丧失，使肠内容物停止运行。

2. 按肠壁血液循环情况分类

（1）单纯性肠梗阻。有肠梗阻存在而无肠管血液循环障碍。

（2）绞窄性肠梗阻。有肠梗阻存在同时发生肠壁血液循环障碍，甚至肠管缺血坏死。

3. 按肠梗阻程度分类

可分为完全性肠梗阻、不完全性肠梗阻和部分性肠梗阻。

4. 按梗阻部位分类

可分为高位小肠梗阻、低位小肠梗阻和结肠梗阻。

5. 按发病轻重缓急分类

可分为急性肠梗阻和慢性肠梗阻。

6. 闭袢性肠梗阻

是指一段肠袢两端均受压且不通畅者，此种类型的肠梗阻最容易发生肠壁坏死和穿孔。

肠梗阻的分类是从不同角度来考虑的，但并不是绝对孤立的。如肠扭转既可是机械性、完全性，也可是绞窄性、闭袢性。不同类型的肠梗阻在一定条件下可以转化，如单纯性肠梗阻治疗不及时，可发展为绞窄性肠梗阻。机械性肠梗阻近端肠管扩张，最后也可发展为麻痹性肠梗阻。不完全性肠梗阻时，由于炎症、水肿或治疗不及时，也可发展成完全性肠梗阻。因此对肠梗阻早期治疗是很重要的。

（一）粘连性肠梗阻

1. 诊断

（1）临床表现。①以往有慢性梗阻症状和多次反复急性发作的病史。②多数患者有腹腔手术、创伤、出血、异物或炎性疾病史。③临床症状为阵发性腹痛，伴恶心、呕吐、腹胀及停止排气排便等。

（2）体格检查。

1）全身情况。梗阻早期多无明显改变，晚期可出现体液丢失的体征。发生绞窄时可出现全身中毒症状及休克。

2）腹部检查应注意如下情况。①有腹部手术史者可见腹壁切口瘢痕；②患者可有腹胀，且腹胀多不对称；③多数可见肠型及蠕动波；④腹部压痛在早期多不明显，随病情发展可出现明显压痛；⑤梗阻肠祥较固定时可扪及压痛性肿块；⑥腹腔液增多或肠绞窄者可有腹膜刺激征或移动性浊音；⑦肠梗阻发展至肠绞窄、肠麻痹前均表现为肠鸣音亢进，并可闻及气过水声或金属音。

（3）实验室检查。梗阻早期一般无异常发现。应常规检查白细胞计数，血红蛋白，血细胞比容，二氧化碳结合力，血清钾、钠、氯及尿便常规。

（4）辅助检查。X线立位腹平片检查：梗阻发生后的 4～6 小时，腹平片上即可见胀气的肠祥及多数气液平面。如立位腹平片表现为一位置固定的咖啡豆样积气影，应警惕有肠绞窄的存在。

2. 鉴别诊断

（1）术后麻痹性肠梗阻。在手术后 2 周内发生的早期粘连性肠梗阻，需与术后麻痹性肠梗阻相鉴别。术后麻痹性肠梗阻多发生在手术后 3～4 天，当自肛门排气排便后，症状便自行消失。发病情况为术后梗阻现象持续存在，表现为持续性胀满不适，腹胀明显，呕吐不显著。腹部检查示肠鸣音减弱消失。X线胃肠造影检查示整个肠道有严重胀气，肠积液较少，胃胀气明显，U 形肠襻横过中腹，规则。

（2）术后早期粘连性肠梗阻。应注意与其他原因引起的机械性肠梗阻相鉴别，如胃大部切除毕Ⅱ式吻合术后的输入输出襻梗阻、吻合口梗阻、肠扭转、内疝、肠套叠等。在老年患者还应注意与假性结肠梗阻鉴别。术后远期粘连性肠梗阻需与肠道炎性疾病鉴别，一般并无困难。

3. 治疗原则

用最简单的方法在最短的时间内解除梗阻，恢复肠道通畅，同时预防和纠正全身生理紊乱是治疗肠梗阻的基本原则。

（1）非手术疗法。对于单纯性、不完全性肠梗阻，特别是广泛粘连者，一般选用非手术治疗；对于单纯性肠梗阻可观察 24 ~ 48 小时，对于绞窄性肠梗阻应尽早进行手术治疗，一般观察不宜超过 4 ~ 6 小时。

基础疗法包括禁食及胃肠减压，纠正水、电解质紊乱及酸碱平衡失调，防治感染及毒血症。还可采用中药及针刺疗法。

（2）手术疗法。粘连性肠梗阻经非手术治疗病情不见好转或病情加重；或怀疑为绞窄性肠梗阻，特别是闭襻性肠梗阻；或粘连性肠梗阻反复频繁发作，严重影响患者生活质量时，均应考虑手术治疗。

手术方式和选择应按粘连的具体情况而定：①粘连带或小片粘连行简单切断分离。②小范围局限紧密粘连成团的肠襻无法分离，或肠管已坏死者，可行肠切除吻合术，如肠管水肿明显，一期吻合困难，或患者术中情况欠佳，可先行造瘘术。③如患者情况极差，或术中血压难以维持，可先行肠外置术。④肠襻紧密粘连又不能切除和分离者，可行梗阻部位远、近端肠管侧侧吻合术。⑤广泛粘连而反复引起肠梗阻者可行肠排列术。

（二）绞窄性肠梗阻

1. **诊断**

（1）临床表现。①呈持续性剧烈腹痛，阵发性加剧，无完全休止间歇，呕吐不能使腹痛腹胀缓解。②呕吐出现早而且较频繁。③早期即出现全身性变化，如脉率增快，体温升高，白细胞计数增高，或早期即有休克倾向。④腹胀：低位小肠梗阻腹胀明显，闭襻性小肠梗阻呈不对称腹胀，可触及孤立胀大肠襻，不排气排便。⑤连续观察：可发现体温升高，脉搏加快，血压下降，意识障碍等感染性休克表现，肠鸣音从亢进转为减弱。⑥明显的腹膜刺激征。⑦呕吐物为血性或肛门排出血性液体。⑧腹腔穿刺为血性液体。

（2）实验室检查。①白细胞增多，中性粒细胞核左移，血液浓缩。②代谢性酸中毒及水电解质平衡紊乱。③血清肌酸激酶升高。

（3）辅助检查。X线立位腹平片表现为固定孤立的肠袢，呈咖啡豆状、假肿瘤状及花瓣状，且肠间隙增宽。

2. 鉴别诊断

（1）急性肠系膜上动脉闭塞。绞窄性小肠梗阻需与急性肠系膜上动脉闭塞相鉴别。急性肠系膜上动脉闭塞是肠缺血最常见的原因。无论是栓塞或血栓形成所引起的急性肠系膜缺血的症状，其临床表现是相同的。腹痛多为全腹痛或脐周痛。腹痛性质初因肠痉挛为绞痛，其后肠坏死转为持续性。半数以上的患者有呕吐，1/4 患者可有腹泻，并可排出鲜红血便，大汗淋漓。极度痛苦面容，体征与症状不一致，患者的痛苦表情和剧烈程度往往超过腹部体征表现，此为肠缺血的特征。若有上述的症状和体征，50 岁以上的患者，如存在心肌梗死史、心律失常、低血压等疾病的危险因素时，若突然出现剧烈腹痛，就应考虑到急性肠系膜缺血的可能性。选择性动脉造影可获得明确诊断。

（2）妇科急腹症。女性绞窄性肠梗阻的患者，如肠梗阻的原因不明显，容易误诊为妇科急腹症如黄体破裂、宫外孕。详细询问病史，仔细的腹部及妇科检查，结合腹部与盆腔 B 超以及血和尿 HCG 水平，有助于正确诊断。

3. 治疗原则

（1）绞窄性小肠梗阻，一经诊断应立即手术治疗，术中根据绞窄原因决定手术方法。

（2）如患者情况极严重，肠管已坏死，而术中血压不能维持，可行肠外置术方法，待病情好转再行二期吻合术。

（三）肠扭转

Ⅰ.小肠扭转

1. **诊断**

（1）症状。①多见于重体力劳动青壮年，饭后即进行劳动，姿势体位突然改变等病史。②临床表现为突发持续性剧烈腹痛，伴阵发性加重，可放射至腰背部，早期腹痛在上腹和脐周，肠坏死、腹膜炎时有全腹疼痛，呕吐频繁，停止排气排便。

（2）体征。扭转早期常无明显体征，扭转肠袢绞窄坏死时出现腹膜炎和休克。

（3）辅助检查。X线腹平片：全部小肠扭转，仅见胃十二指肠充气扩张，而小肠充气不多见，部分小肠扭转见小肠普遍充气，并有多个液平面，或者巨大扩张的充气肠袢固定于腹部某一部位，并且有很长的液平面。

2. **鉴别诊断**

小肠扭转应注意与胃十二指肠溃疡穿孔等其他急腹症鉴别。还需与其他原因如粘连性肠梗阻、肠套叠等病情进展所致的绞窄性肠梗阻鉴别。另外，应注意与结肠扭转如乙状结肠扭转和盲肠扭转鉴别。一般来讲，不论是全小肠扭转还是部分小肠扭转，术前往往只能做出绞窄性肠梗阻的诊断，它的确切病因只有在剖腹探查时才能明确。

3. **治疗原则**

（1）早期可先试用非手术疗法。①胃肠减压：吸除梗阻近端胃肠内容物。②手法复位：患者膝胸卧位，按逆时针方向手法按摩。

（2）出现腹膜炎或非手术疗法无效应行手术，无小肠坏死，将扭转肠袢复位，同时观察血运，若肠襻坏死，切除坏死肠袢，并行小肠端端一期吻合。

Ⅱ.乙状结肠扭转

1. 诊断

（1）症状。①多见于有习惯性便秘的老年人，可以有过类似发作史。②临床表现为中下腹急性腹痛，阵发性绞痛，无排气排便，明显腹胀是突出特点。

（2）体检。见明显的不对称性腹胀，左下腹有明显压痛，扭转早期肠鸣音活跃；扭转肠袢绞窄坏死时出现腹膜炎和休克。

（3）辅助检查。① X 线腹平片：腹部偏左可见一巨大的双腔充气孤立肠袢自盆腔直达上腹或膈肌，降、横、升结肠和小肠可有不同程度的胀气。② X 线钡灌肠：可见钡液止于直肠上端，呈典型的"鸟嘴"样或螺旋形狭窄。

2. 鉴别诊断

（1）急性假性结肠梗阻。急性假性结肠梗阻（或称 Ogilvie 综合征）表现为急性广泛的结肠扩张而缺乏机械梗阻的证据。如果没有得到及时治疗，易于发生结肠穿孔而出现腹膜刺激征，有时与乙状结肠扭转不易鉴别。大多数急性假性结肠梗阻的患者在 50 岁以上，最明显的症状是进行性腹胀，持续 3～4 天。50%～60% 的患者有恶心和呕吐。一些人可有顽固性便秘。绝大多数患者中可听到肠鸣音，一般无高调肠鸣音。典型的 X 线腹平片表现为盲肠、升结肠和横结肠明显扩张，远段结肠常缺乏气体。可以通过 hypaque 灌肠或结肠镜检查排除机械性肠梗阻而获得确诊。

（2）缺血性结肠炎。缺血性结肠炎是一种由于肠系膜血管闭塞、狭窄或全身低血压引起结肠供血不足，肠壁缺血甚至梗死，继而并发细菌感染而引起的结肠炎。大部分坏疽型缺血性结肠炎起病急，腹痛剧烈，伴有严重的腹泻，便血和呕吐。临床表现与乙状结肠扭转相似。早期即可出现明显的腹膜刺激征。病变广泛的患者还可伴明显的麻痹性肠梗阻。结肠镜检查是诊断缺血性结肠炎最有效的检查方式。

3. 治疗原则

（1）非手术疗法。①禁食、胃肠减压。②试用纤维结肠镜或金属乙状结肠镜通过梗阻部位，并置肛管减压。③乙状结肠扭转经置管减压缓解后，应择期手术，切除过长的结肠。

（2）手术疗法。①非手术疗法失败或疑有肠坏死，应及时手术。②术中无肠坏死，可将扭转复位，对过长的乙状结肠最好不行一期乙状结肠切除和吻合，以后择期行乙状结肠部分切除术。③已有肠坏死或穿孔，则切除坏死肠襻，近端外置造口，远端造口或缝闭，以后择期行吻合手术，多不主张一期吻合；手术经验丰富者，可视情况完成一期吻合。

Ⅲ. 盲肠扭转

1. 诊断

（1）症状。中腹或右下腹急性腹痛，阵发性加重，恶心呕吐，不排气排便。

（2）体检。右下腹可触及压痛，腹部不对称隆起，上腹部触及弹性肿块，扭转早期肠鸣音活跃。

（3）辅助检查。①X线腹平片：示单个卵圆形胀大肠襻，左上腹有气液平，可见小肠胀气，但无结肠胀气。②X线钡灌肠：可见钡剂在横结肠或肝区处受阻。

2. 鉴别诊断

（1）急性阑尾炎。盲肠扭转的症状是中腹部或右下腹急性腹痛发作，为绞痛性质，阵发性加重，并伴有恶心呕吐。早期易误诊为急性阑尾炎。但是急性阑尾炎一般有转移性右下腹痛，右下腹压痛较局限、固定，白细胞计数增加较显著。

（2）急性胃扩张。盲肠扭转X线腹平片显示单个卵圆形胀大肠襻，有气液面，其部位及形状提示有可能为胀大盲肠。位于上腹的游离盲肠当胀气积液重时，X 线影像有可能被误认为是急性胃扩张。但经鼻胃管抽吸后，影像无改变。借此可以鉴别。

（3）盲肠扭转仍需与急性假性结肠梗阻和缺血性结肠炎鉴别。

3. 治疗原则

（1）盲肠扭转应及时手术。

（2）盲肠无坏死，将其复位固定，或行盲肠插管造口，术后两周拔除插管。

（3）盲肠已坏死，切除盲肠，做回肠升结肠或横结肠吻合，必要时加做回肠插管造口术。

八、小肠肿瘤

（一）原发性小肠恶性肿瘤

原发性小肠肿瘤发病率低，仅占消化道肿瘤的 5%，原发性小肠恶性肿瘤仅占消化道恶性肿瘤的 1% ～ 2%。原发性小肠恶性肿瘤以腺癌最为常见，大多位于十二指肠和空肠，其次为类癌，大多位于回盲部，小肠淋巴瘤仅次于腺癌和类癌，好发于回肠，表现为孤立病变或累及多段肠管。

1. 诊断标准

（1）临床表现。①腹痛：根据肿瘤部位和大小可表现为轻微腹痛，腹部不适或间断绞痛。②便血、黑便。③呕吐、腹胀、停止排气排便等肠梗阻症状。④贫血、消瘦、乏力、营养不良等肿瘤消耗症状。⑤黄疸：约 25% 的十二指肠癌患者可出现黄疸。⑥腹部肿块，质硬，伴压痛，活动度好。

（2）诊断要点。①腹痛、肠梗阻、消化道出血、腹部肿块等症状。②查体可见贫血、消瘦、营养不良等肿瘤消耗表现，腹部查体偶可触及可移动的腹部肿块，质硬，常伴有压痛。③全消化道造影，对小肠进行逐段检查，易于发现病变。④纤维十二指肠镜，纤维小肠镜检查。⑤血管造影：对以消化道出血为主要变现的富含血管的小肠肿瘤诊断有帮助。⑥实验室检查：大便有血或潜血，血常规检查血红蛋白红细胞减少、贫血。

2. 治疗原则

（1）行小肠恶性肿瘤根治切除术将肿瘤连同近肠管系膜及区域淋巴结一并整块切除。为清除区域淋巴结，小肠可做较广泛的切除，一般两端各距肿瘤 10～15cm 为宜。

（2）如肿瘤已与周围组织浸润固定不宜切除时，短路（捷径分流）手术以缓解梗阻。

（3）十二指肠癌宜行胰十二指肠切除。

（4）术后根据情况给予化疗、放疗，以及中医中药治疗等。

（二）肠类癌

类癌是一种起源于 Liekerkuhn 隐窝颗粒细胞的低度恶性肿瘤，初起时肿瘤学行为表现为良性，后期表现为恶性肿瘤学行为，可发生肝脏、肺脏等远隔器官转移，以及一系列全身症状和体征。类癌好发于胃肠道，胃肠道中约 1/2 发生于阑尾，其他依次为小肠、直肠、十二指肠、胃、结肠和食道。肿瘤位于黏膜下，呈小的结节突向肠腔。类癌恶性肿瘤学行为发生率与肿瘤部位和大小有关，小于 1cm 的肿瘤转移发生率约 2%，1～2cm 的肿瘤转移发生率可达 50%，大于 2cm 的肿瘤转移发生率可达 80%～90%。类癌发生转移后出现一系列全身症状和体征时称为恶性或功能性类癌综合征。

1. 诊断标准

（1）临床表现。

1）十二指肠类癌：可有上腹痛、腹胀、呕吐等与胃癌相似症状，若生长于十二指肠乳头附近，可引起无痛性进行性黄疸等与壶腹癌相同的临床表现。

2）小肠类癌：小肠类癌多见于回肠，特别是末端回肠，临床上可有慢性梗阻症状。末端回肠类癌可引起肠套叠，表现为间断腹部绞痛、右下腹或可触及肿块。发生肝转移后可出现类癌综合征。表现为面色潮红、腹部绞痛、腹泻、哮喘、呼吸困难等症状。

3）结肠类癌：大多位于盲肠或升结肠，小的肿瘤无症状，不易被发现。肿瘤增大后可有局部疼痛或可触及肿块，此时大多有转移和类癌综合征表现。

4）直肠类癌：直肠是胃肠类癌的常见部位，以单发为主。小的直肠类癌无症状，直肠指检偶然发现，长大破溃后可出现血便、里急后重等与直肠癌相似的临床表现。

（2）诊断要点。

1）初起类癌多无症状，大多为偶然发现。随着肿瘤体积增大可出现肠梗阻、肠套叠、消化道出血等临床表现，查体可触及腹部肿块。

2）肿瘤浸润或发生转移后出现类癌综合征。表现为面色潮红、腹部绞痛、腹泻、哮喘、呼吸困难等症状。

3）实验室检查尿。5-羟吲哚乙酸测定：24小时尿内 HIAA>25mg 为阳性，>50mg 有确诊意义。血清 5-羟色胺测定：正常值 0.1～0.3μg/ml，类癌高达 0.5～3μg/ml。尿组织胺测定：类癌高达 4.5mg/24h 尿（正常值 23～90μg/24h 尿）。

4）组织活检。通过纤维内镜或细针穿刺对可疑部位活检后进行病理诊断。

5）腹部 B 超及 CT 检查有助于发现肝转移灶。

2. 治疗原则

（1）手术治疗。未发生转移者行局部切除即可。肿瘤肌层浸润应按恶性肿瘤行根治性切除。肝转移者应积极手术治疗，尽可能同时切除原发病变和转移灶，症状可明显缓解。

（2）化疗。恶性类癌对于放疗及化疗均不敏感。行 5- 氟尿嘧啶、链脲霉素、阿霉素联合应用可有一定疗效，但不持久。

（3）对症治疗。

1）5-HT 合成抑制药。对氯苯丙氨酸可抑制色氨酸羟化酶，从而减少 5-HTP 和 5-HT 生成，有效地缓解恶心、呕吐、腹泻，减轻面颈潮红发作程度（但不能减少发作次数）。常用 3 ～ 4g/d，分 3 ～ 4 次给予。

2）5-HT 拮抗药。①甲基麦角酰胺：6 ～ 24mg/d，口服。急性发作时可予 1 ～ 4mg 一次静脉注射，或用 10 ～ 20mg 加于 100 ～ 200ml 生理盐水中在 1 ～ 2 小时内静脉滴注，能较好地控制腹泻及支气管痉挛等类癌综合征。②赛庚啶：6 ～ 30mg/d，口服，疗效与甲基麦角酰胺相似，但控制潮红较后者为优。

3）激肽释放酶抑制或对抗剂。①抑肽酶：常用 2.5 万 ～ 12.5 万 U 静脉注射，24 小时内可达 250 万 U。②氨基己酸：先以 5g 静脉滴注，继以 1g/h 维持。

4）少数病例，可试用抗组胺类药物。皮质类固醇激素及甲基多巴，后者可 250 ～ 500mg，1 次 /（6 ～ 8）小时，有助于缓解腹泻。

（4）生长抑素能有效控制类癌综合征，并可使肿瘤缩小。150 ～ 500μg 皮下注射，2 ～ 3 次 / 日，可使症状在短期内迅速得到控制。

（5）支持疗法。高营养、高热量饮食，补充维生素和蛋白质。

（6）放射治疗。对骨转移所致的疼痛有效，总量 40 ～ 45Gy。

九、结肠癌

结肠癌是常见的恶性肿瘤之一，近年来，随着人民生活水平的不断提高、饮食习惯和饮食结构的改变及人口老龄化，我国结肠癌的发病率和病死率均

精编外科学治疗新进展

呈上升趋势。

1. 诊断标准

（1）临床表现。

1）症状。早期结直肠癌可无明显症状，病情发展到一定程度才出现：①排便习惯改变。②大便性状改变（变细、血便、黏液便等）。③腹痛或腹部不适。④腹部肿块。⑤肠梗阻。⑥贫血及全身症状如消瘦、乏力、低热。

2）体征。需进行一般状况评价，触诊全身浅表淋巴结情况。腹部查体检查有无肠型、肠蠕动波、腹部肿块。直肠指检：凡疑似结直肠癌者必须常规做肛门直肠指诊。需了解肿瘤大小、质地、占肠壁周径的范围、基底部活动度、距肛缘的距离、肿瘤向肠外浸润状况、与周围脏器的关系等。观察指套是否血染。

3）实验室检查。①血常规了解有无贫血。②尿常规观察有无血尿，结合泌尿系影像学检查了解肿瘤是否侵犯泌尿系统。③大便常规应当查有无红细胞、脓细胞。粪便隐血试验对消化道少量出血的诊断有重要价值。④生化检查了解肝肾功能。⑤血清肿瘤标志物检测在诊断、治疗前、评价疗效、随访时非常重要，必须检测 CEA、CA19-9；建议检测 CA242、CA72-4；有肝转移患者建议检测甲胎蛋白（Alpha fetoprotein，AFP）；有卵巢转移患者建议检测 CA125。

4）内镜检查。直肠镜和乙状结肠镜适用于病变位置较低的结直肠病变。所有疑似结直肠癌患者均推荐纤维结肠镜或电子结肠镜检查，并进行病理活检。但以下情况除外：一般状况不佳，难以耐受；急性腹膜炎、肠穿孔、腹腔内广泛粘连及完全性肠梗阻；肛周或严重肠道感染、放射性肠炎；妇女妊娠期和月经期。

5）影像学检查。①结肠钡剂灌肠检查。特别是气钡双重造影检查是诊断结直肠癌的重要手段。但疑有肠梗阻的患者应当谨慎选择。②B超。超声检查可了解患者有无复发转移。③CT检查。其作用在于明确病变侵犯肠壁的深度，向壁外蔓延的范围和远处转移的部位。④MRI检查。推荐以下情况首选MRI检查：直肠癌的术前分期；结直肠癌肝转移病灶的评价；怀疑腹膜及肝被膜下病灶。⑤PET-CT。不推荐常规使用，但对于常规检查无法明确的转移复发病灶可作为有效的辅助检查。⑥排泄性尿路造影。不推荐术前常规检查，仅适用于肿瘤较大可能侵及尿路的患者。

（2）诊断要点。

1）本病诊断要点。①排便习惯改变和大便带血，腹部隐痛或胀气，贫血、消瘦等全身消耗性症状。部分患者可触及腹部肿块。中晚期可出现急性或慢性肠梗阻表现。右半结肠癌以贫血、消瘦等表现为主，而左半结肠癌则以肿瘤梗阻表现更为突出。②腹部偶可触及质硬、表面不光滑、活动度小的肿块。③大便潜血为阳性，CEA可升高。④钡剂灌肠可见结肠有充盈缺损、黏膜破坏、肠壁僵硬、肠腔狭窄等征象。⑤内镜检查和活检可明确诊断。⑥B超检查可初步了解有无腹部肿块及有无肝转移。⑦CT扫描可明确病变侵犯肠壁的深度，向壁外蔓延的范围和远处转移的部位。必要时MRI检查助诊。

2）鉴别诊断要点。结肠癌应当主要与以下疾病进行鉴别。①溃疡性结肠炎：症状相似，纤维结肠镜检查及活检是有效的鉴别方法。②阑尾炎：回盲部癌可因局部疼痛和压痛而误诊为阑尾炎，特别是晚期回盲部癌，常诊断为阑尾脓肿，需注意鉴别。③肠结核：在好发部位在回肠末端、盲肠及升结肠。常见症状与结肠癌症状相似，但肠结核患者全身症状更加明显，如午后低热或不规则发热、盗汗、消瘦乏力。④结肠息肉：主要症状可以是便血，可有脓血样便，与结肠癌相似，钡剂灌肠检查可表现为充盈缺损，行纤维结肠镜检查并取活组织送病理检查是有效的鉴别方法。⑤血吸虫性肉芽肿：多见于流行区，目前已少见。结合血吸虫感染病史，粪便中虫卵检查，以及钡剂灌肠和纤维结肠镜检查及活检，与结肠癌进行鉴别。⑥阿米巴肉芽肿：可有肠梗阻症状或查体扪及腹部肿块与结肠癌相似。本病患者行粪便检查时可找到阿米巴滋养体及包囊，钡剂灌肠检查常可见巨大的单边缺损或圆形切迹。

2. 治疗原则

（1）手术治疗。

1）根治性切除术。本术适用于病变无远处转移者。①右半结肠切除术：适用于盲肠、升结肠和结肠肝曲之肿瘤，切除范围应包括回肠末端、盲肠、升结肠肝区和部分横结肠，以及系膜、系膜供应血管根部周围的系膜淋巴结，成整块切除。②左半结肠切除术：适用于结肠脾区、降结肠或乙状结肠之肿瘤。切除范围包括横结肠左半侧、降结肠和乙状结肠，以及系膜、系膜供应血管根部周围的系膜淋巴结，成整块切除。

2）姑息性切除术。①有周围脏器侵犯，肿瘤可完整切除时，可行联合脏器切除。②有远处转移，但肿瘤局部尚未固定，可行肠切除吻合术或同时行转移灶切除。③局部浸润粘连广泛，为预防或解除肠梗阻，可行造瘘或转流术。

（2）化疗。包括根治术后辅助化疗、可切除转移灶的新辅助化疗、晚期/转移性结肠癌化疗，局部/区域化疗。

（3）放疗。可用于转移性肿瘤（如肝、肺、骨）以控制肿瘤生长、改善症状。

（4）靶向药物治疗。用于晚期/转移性结肠癌治疗。

第五节　直肠、肛管疾病

一、痔

痔是一种常见病，是肛垫病理性肥大、下移，以及肛周皮下血管丛血液淤滞形成的团块儿。其中内痔以脱垂的程度分为4期：1期，只有出血无脱垂；2期，排便时痔脱出，但可自行还纳；3期，痔脱出后无法自行还纳，需手法还纳；4期，排便后即使以手还纳，但过后又复脱出者。而外痔则可分为静脉曲张性外痔、血栓性外痔及结缔组织性外痔。不同部位及程度的痔可表现为不同程度的出血、疼痛痔块脱出及肛门瘙痒等。

1. **诊断标准**

（1）临床表现。

1）症状与体征。①便血：无痛性少量便血，鲜红色，不与粪便相混杂或便后滴血，便后出血停止。②痔块脱出：排便时痔团脱出肛门外，数目不等，严重者呈环状脱出或需用手托回。③疼痛：单纯性内痔无疼痛，内痔合并炎症、静脉血栓形成和脱垂、嵌顿时可有不同程度的疼痛。④瘙痒：内痔常有分泌物流出，刺激肛门周围皮肤，出现瘙痒。⑤血栓性外痔：患者肛门出现暗紫色卵圆形肿块伴较重的疼痛，活动及排便时加重。肛诊可及较硬，触痛肿块。

2）辅助检查。①肛门视诊：可见脱出的内痔，包括大小、数量。②直肠指诊：无血栓或纤维化的内痔不易扪出，但需除外直肠内其他病变。③肛门镜检：除外直肠内其他疾患，明确痔核的部位、大小与数目。

（2）诊断要点。结合上述的临床表现及辅助检查结果通常可做出正确判断。但痔通常为便后坠胀及不同程度的胀痛，如为排便时刀割样疼痛需除外有肛裂的存在，排便习惯改变及大便形状改变、便频、里急后重、便中带黏液等需警惕肠道肿瘤存在的可能性，此时应考虑行结肠镜检查。

2. 治疗原则

需要强调的是无症状的痔无须治疗，而有症状的痔也仅仅是不同程度地尽可能缓解存在的症状，根除的办法一般不妥。

（1）一般性治疗。保持定时大便，软便，热水坐浴，肛门内使用消炎止痛、保护黏膜减轻水肿的栓剂。痔脱垂并有水肿及感染者，一般先行非手术疗法，适当应用镇静止痛药物，脱出的痔应尽可能尽早还纳。

（2）硬化剂注射。适用无并发症的内痔，有炎症、溃疡、血栓形成者忌用，可分为经肛门镜硬化剂注射法及局麻下扩肛后硬化剂注射疗法 2 种。

（3）液氮冷冻。液氮低温达 -196℃，通过探头与痔块接触治疗，使痔组织冻结坏死、脱落而痊愈。

（4）红外线照射疗法。通过红外线照射，产生黏膜下纤维化，减轻脱垂。

（5）激光切除。定点切除。

（6）手术治疗。①结扎法：在痔块深部贯穿结扎，使痔块缺血脱落。②胶圈套扎疗法：以 2 期及 3 期的内痔最适宜，以胶圈套扎于痔核基底部，使痔缺血、坏死、脱落而痊愈。③手术切除：适于反复脱出，症状较重的内痔及混合痔。可采用外剥内扎术。目前根据肛垫下移学说，对 2 期反复出血及 3 期以上痔可考虑行经吻合器法的直肠黏膜环形切除或经肛双吻合器直肠切除术手术，主要是恢复肛垫的原有尺寸及位置并固定，阻断部分痔静脉血流，从而达到治疗效果，该法最大优点为痛苦少、恢复快、创伤小、不良反应小。④血栓性外痔急性期（1 ～ 3 天）在局麻下切开，取血栓减压，尔后每日换药并坐浴（高锰酸钾液）。较轻或非急性期以热敷、热水坐浴为主。

二、肛瘘

肛瘘是肛管或直肠与会阴皮肤相通的慢性感染性窦道，多由肛周脓肿破溃或引流后未完全愈合而形成。由两端的 1 个或多个内口、外口及中间的 1 个或多个炎性肉芽组织窦道组成。内口多位于齿线处，也可位于直肠。由炎性肠病等引起的肛瘘为特异性肛瘘，其余由普通感染所导致的则为非特异性肛瘘。按瘘管内外口及瘘管本身数量、位置及形状的不同可将肛瘘分为单口瘘、内外瘘、高位瘘、低位瘘、直瘘、弯瘘、马蹄型瘘、单纯瘘及复杂瘘等。临床经常被引用的 Parks 分类为括约肌间瘘、经括约肌瘘（高位或低位）、括约肌上瘘（高位）及括约肌外瘘（肛管直肠瘘）。其中以单纯低位直瘘较多见。

1. 诊断标准

（1）临床表现。

1）症状与体征。①多有肛管直肠周围感染或肛旁脓肿病史。②肛周反复肿胀、疼痛、流脓或有分泌物，瘙痒感。肛旁皮肤瘘口有脓性分泌物或粪渣溢出，也可短时间封闭后再次破溃，外口闭合后局部可有红、肿、痛等炎症反应。③肛周可见 1 个或多个外口及肉芽组织。沿外口向肛门皮下可触及条索状物或硬结，挤压可有轻微疼痛，外口有分泌物溢出。④以探针自外口轻轻插入，经瘘管可能达内口处。

2）辅助检查。①直肠指诊：可触及硬索条状瘘管，有时能扪及内口。②探针检查：一般不用于诊断，容易穿破管壁，造成假道。③ X 线造影：以碘油行窦道造影，可协助明确复杂瘘的瘘管走行和内口的位置。

（2）诊断要点。结合上述临床表现及辅助检查通常可做出正确判断，但需问清是否有炎性肠病等病史以确定是否有特异性肛瘘存在，从而为治疗做好充分准备。

2. 治疗原则

（1）非手术治疗。包括局部理疗、热水坐浴，只适合脓肿形成初期和术前准备。

（2）手术治疗。①挂线疗法：用于单纯性高位肛瘘，手术在局麻下进行，先明确瘘管与括约肌的关系，然后再挂线。②瘘管切开术：用于单纯性低位肛瘘，手术在骶麻或局麻下进行，将瘘管全部切开，切除瘢痕组织，通畅引流。③肛瘘切除术：用于单纯性低位肛瘘，将瘘管全部切除直至正常组织。切除肛瘘后遗留的创面，一般以开放换药为原则。简单的表浅性低位肛瘘，切除瘘管后可考虑将创口一期缝合。对于复杂性肛瘘，须合并应用几种手术方法，如先使之成为单纯性肛瘘，再用挂线法处理。

三、肛裂

肛裂为肛管的纵行小溃疡性裂口。男性青壮年患者较多见。常由于解剖因素、外伤、慢性便秘、腹泻、感染等因素所造成。急性早期肛裂为较浅新鲜的裂口，而慢性长期的肛裂则可见纤维组织瘢痕形成处的裂口，常较深不易愈合。慢性肛裂可表现为典型的肛裂三联征，即肛乳头肥大、肛裂及前哨痔。

1. 诊断标准

（1）临床表现。

1）症状与体征。①疼痛：排便时剧烈疼痛，也常有便后由于内括约肌痉挛又产生剧痛。②便秘：患者因肛门疼痛不愿意排便，引起便秘，形成恶性循环。③出血：排便使肛裂创面受损而引起出血，附着在粪便表面或卫生纸上，为鲜红色。

2）辅助检查。①肛门视诊：将肛门周围皮肤向两侧分开，肛门见一椭圆形或梭形肛管皮肤的溃疡创面，多为后正中位，其下缘可有皮垂，即"哨兵痔"。溃疡内侧可有肛乳头肥大，检查时可感到外括约肌痉挛。②肛门指诊：

明确肛裂后，不宜再行指诊或肛门镜检查，以免引起剧痛。

（2）诊断要点。肛裂常好发于肛管的正后方，也有一部分人可见肛管正前方的肛裂。但应注意发生于侧方的或不止1个的肛裂应认真检查，以除外直肠癌、炎性肠病、结核、肛管癌及梅毒性溃疡等，必要时应做活检。

2. 治疗原则

（1）非手术治疗。①保持大便通畅，口服缓泻药，纠正便秘的发生。②局部热水坐浴，保持局部清洁。③局麻下扩张肛管，去除括约肌痉挛。④必要时给予镇静药或镇痛药止痛。

（2）手术治疗。①肛裂切除术：在局麻或腰麻下，全部切除前哨痔、肥大的肛乳头、肛裂及周围不健康组织，必要时垂直切断部分外括约肌。②内括约肌侧方切断术：在局麻下行侧位内括约肌或侧位皮下内括约肌切断术，解除由内括约肌痉挛引起的疼痛。

四、肛管、直肠周围脓肿

直肠肛管周围脓肿是指直肠肛管周围软组织内或其周围间隙发生的急性化脓性感染，并形成脓肿。肛周脓肿是肛肠疾病中的常见病，发病率较高，仅次于痔。发病高峰年龄在20～40岁，男性多于女性。肛周脓肿是肛腺受细菌感染后在肛门周围软组织引起的化脓性疾患。这些脓肿通常发生在直肠周围的各个间隙，并最终在肛门附近的体表形成肛管或直肠下段与会阴部皮肤相通的肉芽肿性管道，称为肛瘘。目前认为这种非特异性肛门周围脓肿和肛瘘是一个疾病发展的两个阶段：肛周脓肿是肛瘘的早期阶段，是急性发作期；肛瘘是肛周脓肿的后期，是炎症的慢性化阶段。

1. 病因和病理

肛周脓肿是肠道细菌感染的结果，致病细菌的种类常是葡萄球状菌、链球菌及大肠埃希菌、魏氏梭形芽胞杆菌和其他厌氧菌，多为2种以上的混合感染。肛隐窝腺体感染学说的理论已被广泛接受，认为肛腺在肛门周围脓肿和肛瘘的病因方面扮演重要角色。位于齿线的开口于肛窦的肛腺有 6～8 个，腺管向外下方伸展于黏膜下层，有一部分腺管穿过内括约肌。由于肛窦内容易积存肠道细菌，是容易造成感染的条件。感染由肛腺管进入肛腺，并通过腺体的走行方向和穿行范围向周围扩散到肛管直肠周围间隙，形成各种不同部位的脓肿；肠道细菌通过肛腺引起括约肌间隙感染，这是一个始发病灶，向下沿向下走行的纵肌纤维引起低位括约肌间脓肿；向上沿向上走行的纵肌纤维引起高位括约肌间脓肿；向后，感染灶可以穿过肛管后部薄弱的 Minor 三角形水平位间隙形成肛门后部脓肿；并且可以在 Courtney 间隙形成深部脓肿，由于脓肿张力的关系，可向一侧或两侧坐骨直肠窝扩散而形成单侧或双侧坐骨直肠窝脓肿。以肛提肌为界将直肠肛管周围脓肿分为肛提肌下部脓肿和肛提肌上部脓肿：前者包括肛门周围脓肿、坐骨直肠间隙脓肿；后者包括骨盆直肠间隙脓肿、直肠后间隙脓肿、高位肌间脓肿、肛门周围脓肿。

直肠肛管周围脓肿也可继发于肛周皮肤感染、损伤、肛裂、内痔、药物注射、骶尾骨骨髓炎等。克罗恩病、溃疡性结肠炎及血液病患者易并发直肠肛管周围脓肿。

2. 临床表现

肛周脓肿初发时只感到肛门直肠周围有一局限性肿硬区，疼痛轻。很快疼痛加重，肛周肿胀明显，皮肤潮红并有压痛。很少有波动感。若脓肿较大，可引发全身症状：轻则不适发热，重则恶寒高热，很快形成脓肿。由于脓肿的位置不同，临床表现也不尽一致。

（1）低位肌间脓肿。最常见，全身症状轻微，局部疼痛显著，甚至有搏动性疼痛，红肿较局限，触痛明显，可有波动感。自溃或切开形成低位肛瘘。

（2）坐骨肛管间隙脓肿。又称坐骨直肠窝脓肿，是肛提肌以下最深最大的脓肿，较常见。多是肌间感染引发肛管后部的 Courtney 间隙感染向单侧或双侧坐骨直肠窝扩散形成；也可能是低位肌间脓肿沿联合纵肌纤维组织伸入外括约肌的纤维间隔蔓延而形成。由于坐骨直肠间隙较大，形成的脓肿亦较大而深，容量为 60～90ml。发病时患侧出现持续性胀痛，逐渐加重，继而为持续性跳痛，坐立不安，排便或行走时疼痛加剧，可有排尿困难和里急后重；全身感染症状明显，如头痛、乏力、发热、食欲缺乏、恶心、寒战等。早期局部体征不明显，以后出现肛门患侧红肿，双臀不对称；局部触诊或直肠指检时患侧有深压痛，甚至波动感。如不及时切开，脓肿多向下穿入肛管周围间隙，再由皮肤穿出，形成弯曲瘘，有时形成蹄铁形瘘。

（3）骨盆直肠间隙脓肿。又称骨盆直肠窝脓肿，较为少见，但很重要。脓肿位于肛提肌以上，顶部为盆腔腹膜，位置深，属高位肌间脓肿。多由肛腺脓肿或坐骨直肠间隙脓肿向上穿破肛提肌进入骨盆直肠间隙引起，也可由直肠炎、直肠溃疡、直肠外伤所引起。由于此间隙位置较深，空间较大，引起的全身症状较重而局部症状不明显。早期就有全身中毒症状，如发热、寒战、全身疲倦等不适。局部表现为直肠坠胀感，便意不尽，排便时尤感不适，常伴排尿困难。会阴部检查多无异常，直肠指诊可觉直肠内灼热，直肠壁饱满隆起，有压痛和波动感。可形成高位肌间肛瘘，脓肿偶可向肠腔破溃形成内瘘。诊断主要靠穿刺抽脓，经直肠以手指定位，从肛门周围皮肤进针。必要时做肛管超声检查或 CT 检查证实。

（4）直肠后脓肿。少见。亦由肛窦和肛腺感染引起，括约肌间脓肿、直肠损伤、直肠狭窄、直肠炎、骶骨和尾骨炎症也可引起。以全身症状为主：畏寒、发热、乏力、食欲缺乏。直肠内常有重坠感，骶尾部有酸痛并放散至股部后方。指检发现尾骨与肛门之间有深压痛，直肠后壁隆起并有波动。

（5）直肠黏膜下脓肿。位于直肠黏膜和肌层间结缔组织内，少见。一般较小，多位于直肠下部后方或侧方。肛门内有沉重坠胀感，排便、行走时加重。指检可及直肠壁上卵圆形隆起，有触痛。破溃形成内瘘。

3. 诊断

依据症状和体征诊断并不困难。

4. 治疗

（1）非手术治疗。①抗菌药物治疗，选用对革兰阴性杆菌有效的抗菌药物；②温水坐浴；③局部理疗；④口服缓泻药或液状石蜡以减轻排便时疼痛。

（2）手术治疗。脓肿切开引流是治疗直肠肛管周围脓肿的主要方法，一旦诊断明确，即应切开引流。手术方式因脓肿的部位不同而异。①肛门周围脓肿切开引流术在局麻下就可进行，在波动最明显处做与肛门呈放射状切口，无须填塞以保证引流通畅。②坐骨肛管间隙脓肿要在腰麻或骶管麻醉下进行，在压痛明显处用粗针头先做穿刺，抽出脓液后，在该处做一平行于肛缘的弧形切口，切口要够长，可用手指探查脓腔。切口应距离肛缘 3～5cm，以免损伤括约肌。应置管或放置油纱布条引流。③骨盆直肠闻隙脓肿切开引流术要在腰麻或全麻下进行，切开部位因脓肿来源不同而不同，脓肿向肠腔突出，手指在直肠内可触及波动，应在肛镜下行相应部位直肠壁切开引流，切缘用肠线缝扎止血；若经坐骨直肠间隙引流，日后易出现肛门括约肌外瘘。源于经括约肌肛瘘感染者，引流方式与坐骨肛管间隙脓肿相同，只是手术切稍偏肛门后外侧，示指在直肠内做引导，穿刺抽出脓液后，切开皮肤、皮下组织，改用止血钳分离，当止血钳触及肛提肌时，则遇到阻力，在示指引导下，稍用力即可穿破肛提肌达脓腔。若经直肠壁切开引流，易导致难以治疗的肛管括约肌上瘘。其他部位的脓肿，若位置较低，在肛周皮肤上直接切开引流；若位置较高，则应在肛镜下切开直肠壁引流。

五、直肠癌

直肠癌是发生在直肠乙状结肠交界至齿状线之间的上皮来源恶性肿瘤，是常见的消化道肿瘤。中国人直肠癌具有 3 个流行病学特点：①直肠癌比结肠癌发生率高，约 1.5 ：1；②低位直肠癌所占的比例高，直肠指诊可触及绝大多数癌肿；③青年人直肠癌比例高。直肠癌根治性切除术后总的 5 年生存率在 60% 左右，早期直肠癌术后的 5 年生存率为 80% ～ 90%。

1. 病因

直肠癌的发病原因尚不清楚，目前认为是由环境、饮食、生活习惯等因素与遗传因素协同作用的结果。常见诱因包括高脂低纤维饮食，缺乏某些微量元素，吸烟饮酒等不良生活习惯，肥胖，心理精神因素等。

2. 病理

（1）大体形态分型。分为溃疡型、肿块型、浸润型。①溃疡型：多见，占 50% 以上，圆形或卵圆形，中心凹陷，边缘凸起，向周围浸润生长。早期易出血，此型分化程度低，易早期转移。②肿块型：亦称髓样癌、菜花形癌。向肠腔内生长，分化程度高，向周围浸润小，预后较好。③浸润型癌：亦称硬癌或狭窄型癌。癌肿环肠壁浸润，有显著的纤维组织反应，易引起肠腔狭窄和梗阻，分化程度低，转移早而预后差。

（2）组织学分类。①腺癌。占大多数，癌细胞排列成腺管状结构或腺泡状，依分化程度可分为 1、2、3 级。3 级分化最差，细胞排列呈片状或索条状。②黏液癌。由分泌黏液的癌细胞构成，癌组织内有大量黏液为其特征，恶性度较高。③未分化癌。癌细胞较小，呈圆形或不规则形，排列不规则，浸润明显，容易侵入小血管和淋巴管，预后差。④印戒型细胞癌。由弥散成片的印戒细胞构成，胞核深染，偏于胞质一侧，似戒指样，恶性程度高，预后差。

（3）从外科治疗的角度分类。临床上将直肠癌分为低位直肠癌（距齿状线 5cm 以内）；中位直肠癌（距齿状线 5 ~ 10cm）；高位直肠癌（距齿状线 10cm 以上）。此分类对直肠癌根治手术方式的选择有重要的参考价值。

3. 临床表现

直肠癌主要的临床表现为便血及排便习惯改变，多呈鲜血或暗红色血便，与大便不混合，可含有血块和坏死组织，伴大便变细。排便次数增加，甚至每日数十次之多，可伴有排便困难、肛门坠胀感及排便不尽感。晚期因侵犯骶前神经可出现骶尾部剧烈持续性疼痛。癌肿侵犯前列腺、膀胱，可出现尿频、尿痛、血尿。晚期出现肝转移时可有腹水、肝大、黄疸、贫血、消瘦、水肿、恶病质等。

4. 诊断

根据病史、体检、影像学和内镜检查不难做出临床诊断，准确率亦可达 95% 以上。多数患者常有不同程度的延误诊断，包括患者对便血、大便习惯改变等症状不够重视，也有医师警惕性不高的原因。具有可疑临床表现者均应考虑直肠癌可能，需进行进一步检查。

直肠癌的筛查应遵循由简到繁的步骤进行。

（1）便隐血试验。简便、快速，可作为大规模普查或对高危人群作为结、直肠癌的初筛手段。阳性者再做进一步检查。每年 1 次便隐血试验检查可将直肠癌病死率降低 33%。

（2）直肠指诊。是诊断直肠癌最重要的方法，约 80% 的直肠癌患者于就诊时可通过自然直肠指检被发现。可触及质硬凹凸不平肿块，晚期可触及肠腔狭窄，肿块固定，指套血染。当患者出现便血、大便习惯改变、大便性状改变等情况时，均应行直肠指诊。指诊可了解癌肿部位、距肛缘的距离、癌肿的大小、范围、固定程度、与周围脏器的关系等。

（3）内镜检查。包括直肠镜、乙状结肠镜和纤维结肠镜检查，门诊常规检查时可用直肠镜或乙状结肠镜检查，操作简便、不需肠道准备，但在明确直肠癌诊断需手术治疗时应行纤维结肠镜检查，除外多发癌可能。肠镜可直观显示肿瘤大小、形状、部位，并可取病理活检行组织学检查。

（4）影像学检查。

1）钡剂灌肠检查：是结、直肠癌最简单安全的常规检查方法，对结、直肠癌诊断和早期发现有重要意义，可用以排除结、直肠多发癌和息肉病，但若要得到最终的明确诊断，仍需结肠镜检查。

2）腔内 B 超检查：用腔内超声探头可检测癌肿浸润肠壁的深度及有无侵犯邻近脏器，内镜超声逐步在临床开展应用，可在术前对直肠癌进行术前分期，指导肿瘤及肿大淋巴结活检，还能够评价治疗效果和随访。

3）MRI 检查：具有多方位扫描和三维成像，软组织分辨率高，无离子辐射等优点，近年来随着快速屏气序列的开发、躯体与盆腔程控线圈的发展，解决了扫描时间长等缺点，MRI 可显示肿瘤在肠壁内的浸润深度及肿瘤与周围组织器官的关系，对直肠癌的诊断及术前分期有重要价值。

4）CT 检查：不作为直肠癌诊断的首选检查，主要目的是对已知肿瘤进行分期，作为选择治疗方案的依据，可以了解直肠癌盆腔内扩散情况，有无侵犯膀胱、子宫及盆壁，是术前常用的检查方法，能对术后有无肿瘤残留、复发和转移提供客观信息。腹部 CT 扫描还可了解有无肝转移及腹主动脉旁淋巴结肿大。CT 仿真肠镜能够以内镜图像为主的多种形式直观显示病灶的三维形态以及毗邻关系，但对肠道清洁度要求较高，对于扁平病变及炎症性病变存在局限性。

5）正电子发射计算机断层显像检查（PET-CT）：针对病程较长、肿瘤固定的患者，为排除远处转移及评价手术价值时，有条件者可进行 PET-CT 检查。该检查可发现肿瘤以外的高代谢区域，了解有无远处转移，有助于制订治疗方案。

6）腹部 B 超检查：由于直肠癌确诊时有 10%～15% 同时存在肝转移，腹部 B 超或 CT 检查应列为常规。

（5）肿瘤标志物。目前公认的在大肠癌诊断和术后监测有意义的肿瘤标志物是 CEA。ASCO 专家不建议 CEA 用作筛查手段，主要应用于结、直肠癌的治疗、辅助预后判断、监测复发、评价治疗应答等方面。其他常用肿瘤标志物包括 CA199、CA724、CA50 及 TPA。多种肿瘤标志物联合检测可提高诊断的敏感性。

（6）其他检查。伴有腹股沟淋巴结肿大的患者，可行淋巴结活检。癌肿位于直肠前壁的女性患者应做阴道检查及双合诊检查。男性患者有泌尿系症状时应行膀胱镜检查，除外泌尿系统受侵。

5. 治疗

直肠癌的治疗目前以综合治疗为主，手术切除仍是直肠癌的主要治疗方法。

（1）手术治疗。如无手术禁忌证，应尽早施行直肠癌根治术，切除的范围包括癌肿、足够的两端肠段、已受侵的全部或部分邻近器官、可疑受侵的组织及全直肠系膜。如不能进行根治性切除时，亦应进行姑息性切除，缓解症状。能切除的肝转移癌应同时切除。

手术方式的选择应结合癌肿所在部位、大小、活动度、细胞分化程度以及术前的排便控制能力等因素综合考虑。临床病理学研究提示，直肠癌向远端肠壁浸润的范围较小，只有不足 3% 向远端浸润超过 2cm。

1）局部切除术：适用于早期、瘤体小、局限于黏膜或黏膜下层、分化程度高的直肠癌。手术方式主要有：经肛局部切除术和经后径路局部切除术。

2）腹会阴联合直肠癌根治术：适用于直肠下 $\frac{1}{3}$ 段直肠癌，直肠癌术后复发。切除范围包括乙状结肠远端、全部直肠、肠系膜下动脉及其区域淋巴结、全直肠系膜、肛提肌、坐骨直肠窝内脂肪、肛管及肛门周围3～5cm的皮肤、皮下组织及全部肛门括约肌，同时行永久性乙状结肠单腔造口。

3）直肠低位前切除术：应用最多的直肠癌根治术，适用于距齿状线5cm以上的直肠癌，亦有更近距离的直肠癌行直肠低位前切除术的报道，但以根治性切除为前提，要求远端切缘距癌肿下缘2cm以上。若吻合口过于接近齿状线，术后患者一段时间出现便次增多，控便功能较差。

4）经腹直肠癌切除、近端造口、远端封闭手术：适用于全身情况差，不能耐受腹会阴联合直肠癌根治术或急性梗阻不宜行直肠低位前切除术的直肠癌患者。

5）腹腔镜下直肠癌手术：具有创伤小、恢复快的优点，在肿瘤根治程度上可达到与开腹手术相同的效果。但对淋巴结清扫，周围被侵犯脏器的处理尚有争议。

6）联合脏器切除：直肠癌侵犯子宫时，可一并切除子宫，称为后盆腔脏器清扫；直肠癌侵犯膀胱，行直肠和膀胱（男性）或直肠、子宫和膀胱切除时，称为全盆腔清扫。

晚期直肠癌，当患者发生排便困难或肠梗阻时，可行乙状结肠双腔造口，缓解梗阻，改善症状。

（2）放射治疗。作为手术切除的辅助疗法可提高疗效。术前的新辅助放疗可以降低肿瘤分期、提高手术切除率，降低术后复发率。术后辅助放疗仅适用于晚期患者、手术未根治或术后局部复发的患者。

（3）化疗。化疗是直肠癌综合治疗的重要组成部分，是防治远处转移的主要手段。直肠癌的辅助化疗以氟尿嘧啶为基础用药。给药途径有动脉灌注、肝门静脉给药、静脉给药、术后腹腔置管灌注给药及温热灌注化疗等，其中以静脉化疗为主。应依据患者的情况、个人的治疗经验制定化疗方案。目前一线联合化疗药物的组成主要有 3 个方案。① FOLFOX 方案：奥沙利铂 + 亚叶酸钙（CF）+ 氟尿嘧啶，化疗第 1 天静脉滴注，后氟尿嘧啶持续 48h 滴注，每 2 周重复，共 10 ～ 12 个疗程。② XELOX 方案：奥沙利铂和 Xeloda 的联合用药方案，Xeloda 连服 2 周，停 1 周再重复，共 6 ～ 8 个疗程。③ MAYO 方案：由氟尿嘧啶和 CF 配伍联合应用。经多中心大样本的临床研究表明，辅助化疗能明显提高直肠癌的 5 年生存率。

第六节　肝胆胰疾病

一、肝疾病

（一）原发性肝癌

原发性肝癌是我国常见的恶性肿瘤之一。发病中位年龄为 40 ～ 50 岁，男性多于女性。近年来发病率有增高趋势，我国肝癌年病死率占肿瘤年病死率的第 2 位。

1. 病因和病理

原发性肝癌的病因和发病机制尚不完全清楚。目前认为与肝硬化、肝炎病毒感染、黄曲霉素及其他有害食物（富含亚硝胺类）等化学致癌物质有关。

原发性肝癌的大体病理形态分 3 型：结节型、巨块型和弥散型。结节型最多见，常伴有肝硬化。巨块型常为单发，也可由众多密集结节融合而成，其肝硬化程度往往较轻。弥散型最少见，全肝满布无数灰白色点状结节，外观难与肝硬化区分。现在新分类法按肿瘤大小可分为：微小肝癌（直径 ≤ 2cm），小肝癌（2 ～ 5cm），大肝癌（5 ～ 10cm）和巨大肝癌（>10cm）。从病理学上可分为 3 类：肝细胞型、胆管细胞型和混合型。我国绝大多数原发性肝癌为肝细胞癌（约占 91.5%）。

原发性肝癌极易侵犯门静脉分支，癌栓脱落由门静脉系统在肝内播散，甚至因阻塞门静脉主干而导致门静脉高压症。肝外血行转移最多见的是肺，其次为骨、脑等。淋巴转移至肝门淋巴结最多，其次为胰周、腹膜后、主动脉旁及锁骨上淋巴结。此外，直接蔓延至邻近器官如胆囊、结肠、胃以及腹腔内种植性转移也不少见。

2. 临床表现

原发性肝癌早期症状不典型，病程发展较迅速，出现典型症状和体征常已是疾病中、晚期。常见临床表现为：

（1）肝区疼痛。大部分患者以此为首发症状。多为持续性钝痛、刺痛或胀痛，主要由于肿瘤增长迅速使肝包膜张力增加所致，以夜间或劳累后加重。如肿瘤位于肝右叶顶部，累及横膈，疼痛可牵涉至右肩背部。如突发右上腹剧痛、腹膜刺激征和休克，则多有肝癌破裂出血可能。

（2）肝大。为中、晚期肝癌最常见的主要体征。出现进行性不对称性肿大，质地坚硬、压痛，边缘不规则，表面不平呈大小结节或巨块。肿瘤可使膈肌抬高，肝浊音界上移。常因患者无意扪及右上腹肿大肿块来院就诊，而成为肝癌首发症状。

（3）黄疸。一般在肿瘤晚期出现，常因肝细胞受损害，或由肿块压迫或侵犯肝门附近胆管，或癌组织和血块脱落引起胆道梗阻所致。

（4）全身和消化道症状。主要表现为乏力、食欲减退、腹胀、恶心、呕吐、腹泻等。晚期出现发热、消瘦、贫血、腹水、下肢水肿、皮下出血等表现。有少数患者由于癌本身代谢异常，出现伴癌综合征，以自发性低血糖症、红细胞增多症较常见，其他还可有高血钙、高血脂、高胆固醇血症等。

（5）转移灶表现。如发生肺、骨、脑等转移，可出现相应临床症状。

原发性肝癌并发症，主要是肝性脑病、上消化道出血、癌肿破裂出血及继发感染。

3. 辅助检查

肝癌一旦出现典型症状，诊断不困难，但大多已非早期。因此，凡有肝病史的中年以上患者，如出现原因不明的肝区疼痛、消瘦、进行性肝大者，应及时做详细检查。

（1）肝癌血清标志物检测。①AFP测定：对诊断肝细胞癌有相对的专一性。目前多用放射免疫法或 AFP 单克隆抗体酶免疫快速测定法检测。放射性免疫法测定持续血清 AFP ≥ 400μg/L，并能排除妊娠、活动性肝病、生殖腺胚胎源性肿瘤等，即可考虑肝癌的诊断。临床上约30%肝癌患者 AFP 为阴性，如同时检测 AFP 异质体，可使肝癌的诊断率提高。②血液酶学及其他肿瘤标志物检查：肝癌患者血清中 γ - 谷氨酰转肽酶及其同工酶、异常凝血酶原、碱性磷酸酶、乳酸脱氢酶同工酶等可高于正常。但由于缺乏特异性，多作为辅助诊断，与 AFP、AFP 异质体等联合检测，结合 AFP 分析，有助于提高肝癌的确诊率。

（2）影像学检查。①超声检查：为首选影像学检查。分辨率高的 B 型超声显像仪可显示肿瘤的大小、形态、所在部位以及肝静脉或门静脉有无癌栓等，能发现直径 1.0cm 左右的微小癌灶，常作为高发人群的普查工具。彩色多普勒血流成像可分析测定进出肿瘤的血液流量，有助于鉴别肿瘤性质，如肝血管瘤及转移性肝癌等。② CT 检查：具有较高的分辨率，对肝癌的诊断符合率可达 90% 以上，可检出直径 1.0cm 左右的微小癌灶。应用动态增强扫描可提高分辨率并有助于鉴别血管瘤。应用 CT 动态扫描与动脉造影相结合的 CT 血管造影，可提高小肝癌的检出率。③ MRI 检查：对良、恶性肝内占位病变，尤其与血管瘤的鉴别优于CT，并可进行肝血管和胆道的重建成像，可显示这些管腔内有无癌栓。可协助医师设计手术方式。④选择性腹腔动脉或肝动脉造影检查：属于创伤性检查，常用于血供丰富的肿瘤检查及小肝癌的定位诊断，当上述检查确诊困难时才考虑采用。⑤放射性核素肝扫描：放射性核素肝扫描，不易发现直径＜ 3cm 的肿瘤。放射性核素发射计算机体层扫描可提高诊断符合率，能分辨 1 ～ 2cm 的病变。⑥肝穿刺活检：多采用在

B 超引导下行细针穿刺细胞学检查，适用于经过各种检查仍不能确诊，但又高度怀疑或已不适合手术而需定性诊断以指导下一步治疗者。必要时还可行微创腹腔镜检查或剖腹探查。

4. 诊断与鉴别诊断

对原发性肝癌的临床诊断及对普查发现的亚临床肝癌的诊断可参考以下标准执行。

（1）非侵入性诊断标准。常依据实验室血清学检查和影像学检查。①影像学标准：2 种以上影像学检查均显示有 > 2cm 的肝癌特征性占位性病变。②影像学结合 AFP 标准：一种影像学检查显示有 > 2cm 的肝癌特征性占位病变，同时伴有 AFP ≥ 400μg/L（排除妊娠、生殖系胚胎源性肿瘤、活动性肝炎及转移性肝癌）。

（2）组织学诊断标准。肝组织学活体病理检查证实原发性肝癌。对影像学尚不能确定诊断的 ≤ 2cm 的肝内结节，可通过肝穿刺活检以证实原发性肝癌的组织学特征。

（3）鉴别诊断。原发性肝癌主要应与肝硬化、继发性肝癌、肝良胜肿瘤、肝脓肿相鉴别。其中继发性肝癌较原发性更为多见，多经血液、淋巴转移或直接浸润肝脏，病情进展相对较缓，AFP 阴性；B 超显示肝内多个大小相近的类圆形结节，但无肝硬化征象。继发性肝癌一般可在肝外找到原发癌灶。

5. 治疗

定期筛查、早期诊断、综合治疗是提高疗效的关键。早期手术切除仍是目前首选的、最有效的治疗方法。

（1）外科治疗。

1）常规外科手术切除治疗手术适应证：①患者全身状况较好，无明显心、肺、肾等重要脏器器质性病变；②肝功能正常，或肝功能分级属于 A 级，或经短期护肝治疗后，肝功能可从 B 级恢复到 A 级；③癌肿局限，常位于某一肝叶内，尚未侵犯肝门及下腔静脉；④无肺、脑等转移。

根治性肝切除术适应证：①单发的微小肝癌；②单发的小肝癌；③单发的向肝外生长的大肝癌或巨大肝癌，表面较光滑，周围界限较清楚，受肿瘤破坏的肝组织少于 30%；④多发性肿瘤，肿瘤结节小于 3 个，且局限在肝的一段或一叶内。

姑息性肝切除术适应证：①局限于相邻 2～3 个肝段或半肝内 3～5 个多发性肿瘤；②左半肝或右半肝的大肝癌或巨大肝癌，边界较清楚，第 1、第 2 肝门未受侵犯；③位于肝中央区的大肝癌，无瘤肝组织代偿性增大，达全肝的 50% 以上；④Ⅰ或Ⅳ段的大肝癌或巨大肝癌；⑤肝门部有淋巴结转移者，如原发肿瘤可切除，应做肿瘤切除，同时进行肝门部淋巴结清扫，淋巴结难以清扫者，术后可进行放射治疗；⑥周围脏器受侵犯，如原发肿瘤可切除，则将受侵犯脏器一并切除；远处脏器单发转移性肿瘤，可同时做原发肝癌切除和转移瘤切除。

2）对不能切除的肝癌的外科治疗：可根据术中具体情况，分别采用肝动脉结扎、肝动脉栓塞、肝动脉置泵灌注化疗、射频、液氮冷冻、微波热凝、激光气化等治疗。

3）术后复发肝癌的外科治疗：术后对患者定期随诊，监测 AFP 及 B 超等影像学检查，早期发现复发，如患者一般情况良好、肝功能正常、病灶局限，可施行再次切除。

4）肝癌破裂出血的外科治疗：可行肝动脉结扎或动脉栓塞术，也可做射频或冷冻治疗，或仅做填塞止血。如全身情况较好、病变局限、技术条件允许，可行急诊肝叶切除术。对于出血量小，患者生命体征平稳，而估计肿瘤不可切除者，可在严密观察下输血、应用止血药物等非手术治疗。

原发性肝癌为肝移植手术指征之一，但目前临床应用及远期疗效尚不理想。

（2）B超引导下经皮穿刺肿瘤行射频、微波或注射无水乙醇治疗及体外高能超声聚焦疗法。适用于瘤体较小，但不能或不宜手术切除者，特别是肝切除术后早期肿瘤复发者，有些患者可获得较好治疗效果。

（3）化学药物治疗。原则上不做全身化疗。剖腹探查发现肿瘤无法切除，或作为肿瘤姑息切除的后续治疗，可行肝动脉和（或）门静脉插管置泵做区域化疗栓塞；对未经手术而估计不能切除者，可行放射介入治疗。常用化疗药物有：氟尿嘧啶、阿霉素，丝裂霉素C、甲氨蝶呤等。4～6周为一疗程，需治疗4～5疗程。有一定的姑息治疗效果，可使肿瘤缩小。

（4）放射治疗。适用于一般情况较好，肝功能尚好，不伴有肝硬化，无黄疸、腹水，无脾功能亢进和食管静脉曲张，癌肿较为局限，尚无远处转移，但又不适合手术切除或术后复发者。

（5）生物和免疫治疗。常用的有免疫核糖核酸、白细胞介素-2、卡介苗、干扰素、胸腺肽等。

（6）中医中药治疗。采取辨证施治、祛邪扶正、攻补兼施的方法，常为其他治疗措施的辅助治疗。用于提高机体免疫力，改善症状，减轻放、化疗的不良反应。

（二）肝脓肿

当患者的抵抗力低下、细菌循各种途径侵入肝脏发生化脓性感染时，可形成细菌性肝脓肿。

1. 病因病理

常见感染途径：①胆道：胆管结石及胆道蛔虫症导致胆管炎时，细菌可沿胆管逆行感染，为细菌性肝脓肿的主要原因。②肝动脉：机体出现化脓性感染时，如化脓性骨髓炎、痈等并发菌血症时，细菌可入肝。③门静脉：坏疽性阑尾炎、菌痢等，细菌可沿门静脉入肝。④淋巴系统：毗邻病灶如膈下感染，细菌经淋巴回流侵入。开放性肝损伤时，细菌直接入肝引起感染，形成脓肿。常见致病菌有大肠埃希菌、金黄色葡萄球菌、厌氧链球菌。脓肿可为单发，也可为多发，直径在数毫米至数厘米之间大小不等。

2. 临床表现与诊断

（1）临床表现。寒战、高热、肝区疼痛和肝大等。肝区疼痛为持续性胀痛或钝痛，可伴有右肩放射痛，高热时体温波动在 39～40℃。可出现非特异性的消化道症状，如恶心、呕吐、食欲不振、乏力等。查体：肝大、压痛，右下胸和肝区叩击痛；有时可见右季肋部呈饱满状态或局部隆起，或有局部皮肤的凹陷性水肿；严重或并发胆道梗.阻者，可出现黄疸。

（2）辅助检查。①实验室检查：白细胞计数升高、核左移，长期患者可有贫血。②影像学检查：B 超检查能发现直径 2cm 大小病灶，并因能确定病变的性质、部位和有无液化，常作为首选。在 B 超引导下穿刺抽出黄白色脓液即可明确诊断。③ X 线检查：可发现因肝大致使右膈肌抬高、活动受限及右侧反应性胸膜炎或胸腔积液。④ CT 和 MRI：对诊断和鉴别诊断有重要作用。

肝右叶脓肿可破溃出现膈下脓肿，向上穿破膈进入右侧胸腔可形成脓胸，向下可发生急性腹膜炎，肝左叶脓肿偶可穿入心包。胆管性肝脓肿腐蚀血管，可出现胆道大量出血。

3. 鉴别诊断

（1）原发性肝癌。病程较缓，肝硬化较明显，无明显压痛。AFP 检测常为阳性。B 超、CT 检查可鉴别。

（2）胆道感染。表现为右上腹绞痛及黄疸，Murphy 征阳性，或有

Charcot 三联征，肝大不明显。B 超可鉴别。

（3）右膈下脓肿。多继发于腹腔内感染或腹部大手术后，深吸气可加剧右肩部疼痛，X 线检查可见膈下有液气平，B 超可鉴别。

4. 治疗

细菌性肝脓肿是一种常见的严重疾病，必须早诊断、早治疗。

（1）全身支持治疗。给予充分营养，纠正和预防水电解质平衡失调，必要时还可多次少量输注全血及血浆。

（2）抗感染治疗。肝脓肿常为厌氧菌与需氧菌混合感染，在细菌培养药敏试验结果未报告前，可给予大剂量广谱抗菌药物，首选青霉素、氨苄青霉素加氨基糖苷类抗菌药物，或头孢菌素类、甲硝唑等药物。然后根据药敏试验结果用药。

（3）穿刺或切开引流。对于单个较大脓肿可在 B 超定位下，经皮肝穿刺置管引流，并可用生理盐水（可加抗菌药物）冲洗脓腔及注入抗菌药物。待治疗到冲出液体清亮及 B 超检查脓腔 < 2cm，即可拔管。当脓腔较大，可能或已经穿破时，行切开引流术。

（4）中药治疗。可配合手术、抗菌药物使用柴胡解毒汤及金银花等予以清热解毒治疗。

二、门静脉高压症

门静脉高压症是指由于门静脉血流受阻，血液淤滞时，门静脉压超过 25.5mmH$_2$O。临床表现为充血性脾大，脾功能亢进，食管、胃底静脉曲张，呕血及腹水等，称之为门静脉高压症，以并发上消化道大出血为其突出特征。

在我国，门静脉高压症的主要原因是肝炎后肝硬化引起，血吸虫性肝硬化亦为常见。而慢性酒精中毒肝硬化、胆汁性肝硬化等较少见。至于肝外门静脉阻塞在我国比较少见。肝炎后肝硬化因肝细胞坏死，肝小叶纤维组织增生和再生细胞团，挤压肝小叶内的肝窦，使其变窄或闭塞。这种肝窦和窦后的阻塞使门静脉的血流受阻，门静脉的压力随之增加。同时小动脉血液经异常开放的交通支流入门静脉，加剧门静脉内压升高；血吸虫时因虫卵沉积与其周围肉芽肿性反应使门静脉分支阻塞，称为（肝）窦前性阻塞。门静脉压力可自正常的 $13\sim24mmH_2O$ 上升达 $30\sim50mmH_2O$；从而出现充血性脾大，脾髓细胞增生，破坏血细胞的功能增强；由于交通支扩张，门静脉没有静脉瓣，受阻的门静脉血反流而使胃底、食管下端交通支等显著扩张，由于胃底、食管下端交通支距门静脉主干较近、压力差最大，因而扩张、曲张出现早且严重。因胃酸的腐蚀或食物的损伤易致大出血；门静脉压力增高使其毛细血管床的滤过压升高，加上肝功能不良引起的低蛋白血症、激素代谢障碍，导致腹水形成。

1. 临床表现

（1）多为缓慢起病，有原发病史。

（2）脾大、脾功能亢进。可在左肋下摸到肿大的脾脏。早期肿大的脾质软，活动度多；晚期因脾内纤维组织增生而变硬，脾周围粘连而活动度减少。巨脾（常大至脐下）多为血吸虫病所致。常伴有不同程度的脾功能亢进，白细胞计数低于 $3.0\times10^9/L$，血小板低于 $70\times10^9/L$，并逐渐出现贫血。

（3）消化道出血。表现为呕血或（和）黑便。胃底、食管静脉破裂可突发凶险的急性大出血，血色鲜红，出血不易自止，容易发生肝性脑病，约25% 的出血患者在第一次出血时死亡，停止后再发出血的可能性也很大。

（4）腹水。是肝功能损害的表现。腹水患者常伴腹胀、食欲差、倦怠等。

（5）可伴有黄疸、腹前壁静脉曲张等体征。

2. 诊断要点

（1）有原发病史，如肝炎、血吸虫病等。

（2）脾大、脾功能亢进。

（3）上消化道出血。

（4）腹水。

（5）血象检查可见白细胞数和血小板明显减少。

（6）肝功能检查可见血浆白蛋白降低而球蛋白增高，白蛋白与球蛋白比例倒置。在肝炎活动期，血清转氨酶和胆红素常增高。

（7）食管X线钡剂造影检查。可显示食管静脉曲张。

（8）B超检查可了解肝硬化、脾大及腹水情况。

（9）纤维胃镜检查可提供有关阳性发现。

3. 治疗

门静脉高压症外科治疗的目的主要是制止急性大出血与防止再出血，对肝硬化无帮助。

（1）非手术治疗。对已有黄疸、大量腹水或肝功能很差的患者，发生大出血时急症手术病死率太高，应采用输血、注射垂体后叶素、血管活性药等药物治疗。同时应用三腔二囊管压迫止血。近年来采用经内镜套扎止血取得良好效果。也可选用经内镜注射硬化剂至曲张的静脉内，有较好的近期疗效，但再出血率较高。

（2）手术治疗。适用于肝功能较好，没有黄疸和明显腹水的大出血患者。应争取即时制止出血。手术不但可以防止再出血，而且是预防发生肝性脑病的有效措施。对无出血患者的预防性手术是否必要还有争议。手术方式有断流术和分流术两大类。①断流术。即切除脾脏，同时切断、结扎冠状静脉的所有分支，阻断门静脉与奇静脉间的异常血流。止血效果较好，对肝脏血液供应影响不大，肝性脑病发生较少。②分流术。即将门静脉和腔静脉之间的血管直接吻合或间接连通，使压力高的门静脉血经这一通道流入腔静脉，降低门静脉压力而控制出血。再出血率较低，但未经肝脏处理的门静脉血直接流入腔静脉易并发肝性脑病。临床上使用的分流手术方式很多，各有利弊及适应范围。

除了制止急性大出血外，严重的脾功能亢进亦应手术治疗。尤其是我国南方血吸虫病所致巨脾伴脾亢者，手术切除脾脏，并行贲门周围血管离断（门静脉奇静脉断流中最常用的一种）常能收到良好的效果。

经利尿药等药物治疗无效的顽固性腹水可采用静脉转流术或微型转流装置治疗。但目前应用不多。

4. 注意事项

90% 以上的门静脉高压症由肝硬化引起，而肝硬化主要归内科治疗。外科仅处理继发于肝硬化的门静脉高压，目的在于抢救和防止上消化道出血，切除肿大伴有功能亢进的脾脏，使顽固性腹水消退。

（1）禁食、卧床休息，有躁动者应给予地西泮（安定）10mg 肌内注射，以达到镇静。忌用吗啡、巴比妥、氯丙嗪等对肝脏有损害的药物。

（2）维护肝功能，可用葡萄糖、维生素 B 族、维生素 C，肌苷、能量合剂等药物。

（3）有休克者，应快速扩容，适当使用血管活性药物及给氧等，使血压维持在比正常稍低的水平，血压不宜骤升，否则易引起再出血。若需输血，应选用新鲜血液，且用量不宜太多。

（4）积极防治肝性脑病，肠内积血经细菌分解产氨，吸收后血氨增高，易诱发肝性脑病。口服新霉素 1g 或庆大霉素 8 万 U 抑制细菌，每 4 ～ 6 小时 1 次；并服用 50% 硫酸镁 20ml，每日 1 ～ 2 次；加速排出肠内积血。一旦出现肝昏迷的前驱症状，常用谷氨酸钠、谷氨酸钾各 20 ～ 40ml，或 γ-酪氨酸 2 ～ 4g，加入 10% 葡萄糖溶液 1000ml 内静脉滴注。

（5）出血较多，恢复期患者应多补充营养物质。在医师指导下逐步进行体能锻炼。

三、胆道疾病

（一）胆石症

1. 概述

（1）包括发生在胆囊和胆管的结石。

（2）胆石按其化学组成成分的不同分为三类。

2. 胆囊结石

主要为胆固醇性结石或以胆固醇为主的混合性结石。成年女性常见，尤以经产妇和服用避孕药者常见。

（1）基本致病。因素胆汁的成分和理化性质发生改变，导致其中的胆固醇呈过饱和状态，易于沉淀析出和结晶而形成结石。

（2）临床表现。

1）部分患者可终生无症状，在其他检查、手术或尸解时被偶然发现，称为静止性胆囊结石。

2）有症状型胆囊结石的主要临床表现为：①消化不良等胃肠道症状：进油腻食物后，上腹部或右上腹部隐痛不适。②胆绞痛是其典型表现：饱餐、进食油腻食物后，或睡眠时体位改变时，呈阵发性。③ Mrizzi 综合征：持续嵌顿和压迫胆囊壶腹部和颈部的较大结石，可引起肝总管狭窄或胆囊胆管瘘，以及反复发作的胆囊炎、胆管炎及梗阻性黄疸，称 Mirizzi 综合征。解剖学变异，尤其是胆囊管与肝总管平行是发生本病的重要条件。④胆囊积液：胆囊结石长期嵌顿但未合并感染时，胆汁中的胆色素被胆囊黏膜吸收，并分泌黏液性物质，而致胆囊积液。积液呈透明无色，称为"白胆汁"。

（3）诊断。①临床病史和体检。②确诊需依靠影像学检查。B 超检查发现胆囊结石可确诊，是首选方法。

（4）治疗胆囊切除是治疗胆囊结石的首选方法。

1）对于无症状的胆囊结石，不需立即行胆囊切除。

2）以下情况应及时手术：①口服胆囊造影胆囊不显影。②结石直径2～3cm。③合并瓷化胆囊。④合并糖尿病者在糖尿病已控制时。⑤有心肺功能障碍者。后两种情况，行急诊手术，危险性大。对年轻人积极手术，对老年人采取保守态度。

3）腹腔镜胆囊切除术：适用于无手术禁忌证的所有胆囊良性疾病。其禁忌证包括：①疑有胆囊癌者。②合并原发性胆管结石及胆道狭窄者。③肝硬化并门静脉高压者。④有凝血机制障碍及出血倾向者。⑤腹腔内严重感染及腹膜炎者。⑥妊娠合并胆石症者。⑦Mirizzi综合征。⑧合并胆肠瘘。⑨严重心肺功能障碍及不能耐受气管插管全身麻醉者。⑩腹腔内广泛而严重粘连者。不宜建立人工气腹者。

3. 胆管结石

Ⅰ. 原发性和继发性。原发性胆管结石系指在胆管内形成的结石，主要为胆色素结石或混合性结石。继发性胆管结石为胆囊结石排至胆总管者，主要为胆固醇结石。

Ⅱ. 肝外胆管结石和肝内胆管结石。肝外胆管结石多发生胆总管下端；肝内胆管结石可广泛分布于两叶肝内胆管，或局限于某叶胆管，其中以左外叶和右后叶多见。

（1）肝外胆管结石。指发生于左、右肝管汇合部以下的胆管结石。

1）病理变化：①胆管梗阻；②继发感染；③肝细胞损害；④胆源性胰腺炎。

2）临床表现：平时无症状，当结石梗阻胆管并继发感染时，其典型的临床表现为Charcot三联征，即腹痛、寒战高热和黄疸。①腹痛：剑突下及右上腹部绞痛，阵发性，或持续性疼痛阵发性加剧，可向右肩背部放射，常伴恶心、呕吐。②寒战高热：弛张热，体温高者可达 39 ～ 40℃。③黄疸：程度、发生和持续时间取决于胆管梗阻的程度，是否并发感染，有无胆囊等因素。完全性梗阻，合并感染时，黄疸明显，呈进行性加深。有胆囊且功能良好者，多在 48 ～ 72 小时才出现黄疸；胆囊已切除或有严重病变，则在梗阻后 8 ～ 24 小时发生黄疸。胆石梗阻所致黄疸多呈间歇性和波动性。

3）体格检查：剑突下和右上腹部深压痛。胆囊可肿大可被触及，有触痛。

4）实验室检查：①白细胞计数及中性粒细胞升高。②血清胆红素值及 1min 胆红素比值升高，血清转氨酶和（或）碱性磷酸酶升高。③尿中胆红素升高。尿胆原降低或消失。④粪中尿胆原减少。

5）影像学检查：首选 B 超检查，可发现胆管内结石及胆管扩张影像。

6）诊断：如仅有 Charcot 三联征中 1 ～ 2 项表现，则需借助实验室和影像学检查以明确诊断。

7）鉴别诊断：①肾绞痛：始发于腰或胁腹部，可向股内侧或外生殖器放射，伴血尿，无发热，腹软，无腹膜刺激征，肾区叩痛明显。腹部平片多可显示肾、输尿管区结石。②肠绞痛：以脐周为主。如为机械性肠梗阻，则伴有恶心、呕吐，腹胀，不排气排便。腹部可见肠型，肠鸣音增多，并有高音调；腹部平片显示有阶梯状液气平面。③壶腹癌和胰头癌：腹痛轻或仅有上腹部不适。一般不伴寒战高热，腹软无腹膜刺激征；晚期可有腹水及恶病质表现。ERCP 或 MRCP 和 CT 检查有助于诊断。

8）治疗：以手术治疗为主。手术治疗的原则是：①术中尽可能取尽结石。②解除胆道狭窄和梗阻，去除感染病灶。③术后保持胆汁引流通畅，预防胆石再发。常用手术方法：①胆总管切开取石加"T"管引流术：适用于单纯胆管结石，胆管上、下端通畅，无狭窄或其他病变者。若伴有胆囊结石和胆囊炎，可同时行胆囊切除术。②胆肠吻合术亦称胆肠内引流术，适用于：胆总管扩张≥2.5cm，下端有炎性狭窄等梗阻性病变，且难以用手术方法解除者，但上段胆管必须通畅无狭窄；结石呈泥沙样不易取尽，有结石残留或结石复发者。常用的是胆管空肠 Roux-en-Y 吻合术。③Oddi 括约肌成形术：适应证同胆肠吻合术。④经内镜下括约肌切开取石术：适用于胆石嵌顿于壶腹部和胆总管下端良性狭窄，尤其是已行胆囊切除者。结石数超过5个，或大于1cm，或狭窄段过长者，宜行开腹手术。⑤围手术期处理：一般来说，胆管结石宜行择期性手术治疗。如合并感染宜先用抗菌药物等非手术治疗，控制后再行择期手术。如感染不能控制，病情继续恶化，则应及时采用手术治疗。

（2）肝内胆管结石。

1）病因病理：①左叶明显多于右叶，右叶以右后叶多见。②常合并肝外胆管结石，除具有肝外胆管结石的病理改变外，还有：①肝内胆管狭窄；②胆管炎；③肝胆管癌。

2）诊断：B超、PTC 检查对确定诊断和指导治疗有重要意义。PTC 的 X 线特征有：①肝总管或左右肝管处有环形狭窄，狭窄近端胆管扩张，其中可见结石阴影。②左右肝管或肝内某部分胆管不显影。③左右叶肝内胆管呈不对称性、局限性、纺锤状或哑铃状扩张。CT、MRCP 对于并发胆汁性肝硬化和癌变者有重要诊断价值。

3）治疗：宜采用以手术方法为主的综合治疗。手术治疗，关键是解除狭窄。手术方法是：①高位胆管切开及取石。②胆肠内引流。③去除肝内感染性病灶。中西医结合治疗。

（二）胆道感染

按发病部位分为胆囊炎和胆管炎。按发病急缓和病程经过分为急性、亚急性和慢性炎症。胆道感染与胆石症互为因果关系。

1. 急性胆囊炎

胆囊发生的急性化学性和（或）细菌性炎症。约 95% 的患者合并有胆囊结石，称结石性胆囊炎；5% 的患者未合并胆囊结石，称非结石性胆囊炎。

Ⅰ.急性结石性胆囊炎

（1）病因。①胆囊管梗阻。②细菌感染：主要为革兰阴性杆菌，其中以大肠杆菌最常见。

（2）病理病变。①急性单纯性胆囊炎→急性化脓性胆囊→坏疽性胆囊炎。②坏疽胆囊常发生穿孔，穿孔多发生在胆囊底部及颈部。

（3）临床表现。①女性多见。多数患者发作前曾有胆囊疾病的表现。②急性发作的典型发病过程：突发右上腹阵发性绞痛，饱餐、进油腻食物后，或在夜间发作，常放射至右肩部、肩胛部和背部，伴恶心、呕吐、厌食等消化道症状。③常有轻度发热，如出现明显寒战高热，表示病情加重或已发生并发症，或合并有急性胆管炎。可出现轻度黄疸，若黄疸较重且持续，表示有胆总管结石并梗阻可能。

（4）体格检查。右上腹不同程度、不同范围的压痛、反跳痛及肌紧张，Murphy 征阳性。

（5）实验室检查。①轻度白细胞升高（1.2 ～ 1.5）× 10^9/L。②血清转氨酶升高，AKI 升高较常见。③部分患者血清胆红素，血清淀粉酶升高。

（6）影像学检查。① B 超检查，可显示胆囊增大，囊壁增厚甚至有"双边"征，胆囊内结石光团。② ^{99m}TC-EHIDA 检查，胆囊不显影。

（7）诊断及鉴别诊断。①根据典型的临床表现，结合实验室及影像学检查诊断。②与消化性溃疡穿孔、急性胰腺炎、高位阑尾炎、肝脓肿、结肠肝曲癌或憩室穿孔，以及右侧肺炎、胸膜炎和肝炎等疾病鉴别。

（8）治疗。

1）非手术疗法：支持疗法；有效抗菌药物；对症处理。

2）手术治疗为最终治疗，急诊手术适用于：①发病在 48～72 小时者。②经非手术治疗无效且病情恶化者。③有胆囊穿孔、弥散性腹膜炎、急性化脓性胆管炎、急性坏死性胰腺炎等并发症者。

手术方法：胆囊切除术和胆囊造口术。

Ⅱ.急性非结石性胆囊炎

（1）临床表现与诊断。

1）男性多见。临床表现与急性结石性胆囊炎相似，但疼痛等症状体征常为原发疾病、手术后疼痛或使用镇痛药所掩盖。饱餐、油腻食物可诱发本病的急性发作。

2）凡急危患者，严重创伤、手术后及较长时间使用 TPN 的患者，出现右上腹疼痛，不明原因发热时应考虑本病。右上腹有压痛及腹膜刺激征，或扪及肿大胆囊，有助于早期诊断。

（2）治疗。应及早手术治疗，根据患者情况可选用胆囊切除或胆囊造口术。

2. 慢性胆囊炎

急性胆囊炎反复发作的结果，多合并胆囊结石。

（1）临床表现。多有胆绞痛病史，之后有厌食油腻、腹胀、嗳气等消化道症状，出现右上腹部和肩背部隐痛。体格检查时右上腹胆囊区有轻压痛和不适感，Murphy 征可呈阳性。

（2）诊断。①B 超检查显示胆囊缩小，胆囊壁增厚，排空功能减退或消失，或显出结石影。②口服胆囊造影表现为胆囊显影淡薄或不显影，收缩功能减低。如双剂量法胆囊造影仍不显影，则可明确诊断。③需与消化性溃疡、胃炎等鉴别，纤维胃镜检查、上消化道钡餐检查有助于鉴别诊断。

（3）治疗。对伴有胆石者均应行胆囊切除术。

3. 急性梗阻性化脓性胆管炎

如急性胆管炎胆道梗阻未能解除，感染未被控制，病情进一步发展，则可发生急性梗阻性化脓性胆管炎（Acute obstructive suppurative cholangitis，AOSC）。急性胆管炎和 AOSC 是同一疾病的不同发展阶段。

（1）病因。我国最常见病因是胆管结石，其次为胆道蛔虫和胆管狭窄。

（2）病理。①基本病理改变是胆管完全性梗阻和胆管内化脓性感染。②血液中的细菌主要为革兰阴性菌（大肠杆菌、克雷伯菌、变形杆菌、假单孢菌）和革兰阳性菌（粪链球菌、肠球菌）；合并厌氧菌感染者常见。

（3）临床表现。①多有胆道疾病发作史和胆道手术史。发病急骤，病情进展快。②除 Charcot 三联征外，还可出现休克、神经中枢系统受抑制表现，即 Reynolds 五联征。

（4）体格检查。①体温常持续升高达 39～40℃或更高。②脉搏快而弱，120 次 / 分以上，血压降低，急性重病容，可出现皮下淤斑或全身发绀。③剑突下及右上腹部有压痛或腹膜刺激征。

（5）实验室检查。①白细胞计数升高，多大于 20×10^9/L，中性粒细胞升高，胞质内可出现中毒颗粒。②血小板计数降低，凝血酶原时间延长，肝肾功能受损。

（6）影像学检查。B 超最实用，能及时了解胆道梗阻的部位和病变性质，以及肝内外胆管扩张等情况。

（7）诊断。①结合临床典型的五联征表现、实验室及影像检查常可做出诊断。②不具备典型五联征者，体温持续在 39℃以上，脉搏＞ 120 次 / 分，白细胞＞ 20×10^9/L，血小板降低时，即应考虑为 AOSC。

（8）治疗。紧急手术解除胆道梗阻并引流，及早而有效地降低胆管内压力。

1）非手术治疗既是治疗手段，又可作为术前准备。一般应控制在 6 小时内。

2）手术治疗：首要目的在于抢救患者生命。胆总管切开减压、T 管引流。

3）非手术方法胆管减压引流：PTCD、ENAD。

（三）胆道蛔虫病

这是常见的外科急腹症，多发生在青少年和儿童，农村发病率高。

1. 病因

蛔虫寄生于人体中下段小肠内，喜碱厌酸。当其寄生环境发生变化时可上窜至十二指肠，如有 Oddi 括约肌功能失调，蛔虫即可钻入胆道。

2. 临床表现

（1）突发性剑突下阵发性钻顶样剧烈绞痛，可向右肩背部放射。

（2）疼痛发作时患者辗转不安，大汗淋漓，可伴有恶心、呕吐或呕吐蛔虫。疼痛可突然缓解，间歇期宛如常人。疼痛可反复发作，持续时间不一。

（3）体格检查：剑突下或稍右方有轻度深压痛。有并发症时，出现相应的体征。

（4）B 超检查是本病的首选检查方法，显示为胆管内有平行强光带，有确诊价值。

3. 诊断

（1）剧烈的腹部绞痛与腹部体征轻微的不相称。

（2）结合 B 超和 ERCP 检查可明确诊断。

4. 治疗

以非手术治疗为主，仅在非手术治疗无效或出现严重并发症时才考虑手术治疗。

（1）非手术治疗。①解痉止痛；②利胆驱蛔；③抗感染；④ERCP取虫。

（2）手术治疗。

1）手术指征：①经积极治疗3～5天以上，症状无缓解或反有加重者。②进入胆管内蛔虫较多，难用非手术疗法治愈者，或蛔虫与结石并存者。③胆囊蛔虫病。④合并严重并发症，如重症型胆管炎、急性坏死性胰腺炎、肝脓肿、胆汁性腹膜炎。

2）手术方式：无并发症者可采用胆总管探查取虫及T管引流。

（四）胆道肿瘤

1. 胆囊息肉

（1）向胆囊腔内突出或隆起的病变，多为良性。分为两大类：①肿瘤性息肉，包括腺瘤和腺癌。②非肿瘤性息肉，大部分为此类。

（2）诊断主要依靠B超。

（3）恶性病变的危险因素。①直径超过1cm；②年龄>50岁；③单发病变；④息肉逐渐增大；⑤合并胆囊结石。

（4）治疗。有明显症状者在排除胃十二指肠和其他胆道疾病后，宜行手术。

2. 胆囊腺瘤

胆囊常见的良性肿瘤，多见于中、老年女性。是胆囊癌的癌前病变，宜手术切除。

3. 胆囊癌

胆道最常见的恶性病变，女性多见。

（1）病因病理。

1）胆囊结石长期的物理刺激，黏膜慢性炎症、感染细菌的产物中有致癌物质等因素综合作用的结果。

2）多发生在胆囊体部和底部。腺癌占82%。

3）沿淋巴引流方向转移较多见，肝转移也常见。

（2）临床表现。

1）早期无特异性症状。

2）侵犯至浆膜或胆囊床，出现定位症状，最常见为右上腹痛，放射至肩背部，食欲可下降，胆囊管受阻时可触及肿大的胆囊。

3）能触及右上腹肿块时往往已到晚期，伴腹胀、体重减轻或消瘦、食欲差、贫血、肝大，甚至出现黄疸、腹水、全身衰竭。

（3）实验室检查。CEA、CA19-9、CA125升高，细针穿刺行肿瘤标志物检查有诊断意义。

（4）影像学检查。B超、CT检查显示胆囊壁增厚不均匀，腔内有位置及形态固定的肿块，或能发现肝转移或淋巴结肿大；B超导引下的细针抽吸活检，有助于获得诊断。

（5）治疗。首选手术切除。

（6）手术方式。①单纯胆囊切除术；②胆囊癌根治性切除术；③胆囊癌扩大根治术；④姑息性手术。

4. 胆管癌

发生在肝外胆管，即左、右肝管至胆总管下端的恶性肿瘤。

（1）部位分为上段、中段、下段胆管癌。

1）上段胆管癌（肝门部胆管癌），位于左右肝管至胆囊管开口以上，占50%～75%。

2）中段胆管癌位于胆囊管开口至十二指肠上缘。

3）下段胆管癌位于十二指肠上缘至十二指肠乳头。

（2）病理组织学类型：95％以上为腺癌，主要是高分化腺癌。

（3）临床表现和诊断。

1）黄疸，逐渐加深，大便灰白，可伴有厌食、乏力、贫血。

2）胆囊肿大，病变在中、下段的可触及肿大的胆囊，Murphy征可能阴性。

3）肝大，肋缘下可触及肝脏；晚期患者可并发肝肾综合征，出现尿少、无尿。

4）胆道感染出现典型的胆管炎表现：右上腹疼痛、寒战高热、黄疸，甚至出现休克；感染细菌最常见为大肠杆菌、粪链球菌及厌氧性细菌。

5）实验室检查：血清总胆红素、直接胆红素、ALP和γ-GT显著升高，凝血酶原时间延长。

6）影像学检查：首选B超检查。

（4）治疗：主要采取手术治疗。

（5）手术方式。①胆管癌切除手术应争取作根治性切除，即使姑息性切除也比单纯引流疗效好。②扩大根治术。③减黄手术：解除胆道梗阻，可行各种肝管空肠吻合术。④胃空肠吻合术。

四、胰腺疾病

（一）胰腺炎

1. 急性胰腺炎

按病理分类可分为水肿性和出血坏死性。

（1）致病危险因素。①梗阻因塞：最常见梗阻原因是胆结石。②过量饮酒：西方主要与过量饮酒有关。③十二指肠液反流。④创伤因素。⑤胰腺血循环障碍。⑥其他：饮食因素、感染因素、药物因素以及代谢、内分泌和遗传因素等。国内以胆道疾病为主，称胆源性胰腺炎。少数急性胰腺炎找不到原因，称特发性胰腺炎。

（2）病理生理。基本病理改变是胰腺呈不同程度的水肿、充血、出血和坏死。

1）急性水肿性胰腺炎病变轻，多局限在体尾部。

2）急性出血坏死性胰腺炎病变以胰腺实质出血、坏死为特征。

（3）临床表现。

1）腹痛：这是本病的主要症状，饱餐和饮酒后突然发作，腹痛剧烈，多位于左上腹，向左肩及左腰背部放射。病变累及全胰时，疼痛范围较宽并呈束带状向腰背部放射。

2）腹胀与腹痛同时存在：是腹腔神经丛受刺激产生肠麻痹的结果。

3）恶心、呕吐：与腹痛伴发，剧烈频繁。呕吐胃十二指肠内容物，吐后腹痛不缓解。

4）腹膜炎体征：水肿性，压痛多只限于上腹部，常无明显肌紧张。出血坏死性，压痛明显，并有肌紧张和反跳痛，范围较广或延及全腹。

5）其他：合并胆道感染者常伴有寒战、高热。胰腺坏死伴感染时，持续性高热。若有结石嵌顿或胰头肿大压迫胆总管可出现黄疸。坏死性胰腺炎患者出现脉搏细速、血压下降，乃至休克。有胰性脑病者可引起中枢神经系统症状。少数严重患者可因外溢的胰液经腹膜后途径渗入皮下溶解脂肪造成出血，在腰部、季肋部和腹部皮肤出现大片青紫色淤斑，称 Crey Turner 征；若出现在脐周，称 Cullen 征。

（4）诊断。

1）实验室检查。胰酶测定：血清、尿淀粉酶测定最常用，但其升高幅度和病变严重程度不成正相关。①血清淀粉酶发病数小时开始升高＞500U/dl，24 小时达高峰，4～5 天后逐渐降至正常；②尿淀粉酶 24 小时开始升高＞300U/dl，48 小时到高峰，1～2 周恢复正常；③淀粉酶清除率与肌苷清除率比值＞5时有诊断价值；④血清脂肪酶明显升高（正常值23～300U/L）。其他：白细胞增高、高血糖、肝功能异常、低血钙、血气分析及DIC指标异常。诊断性腹腔穿刺若抽出血性渗出液，所含淀粉酶值高对诊断很有帮助。

2）影像学诊断。①腹部B超：可发现胰腺肿大和胰周液体积聚。②胸、腹部X线片：左肺下叶不张，左侧膈肌抬高，左侧胸腔积液；十二指肠环扩大、充气明显以及结肠中断征。③增强CT扫描：在胰腺弥散性肿大的背景上若出现质地不均、液化和蜂窝状低密度区，则可诊断为胰腺坏死。④MRI：可提供与CT相同的诊断信息。

3）临床分型。①轻型急性胰腺炎：或称水肿性胰腺炎，上腹痛、恶心、呕吐；腹膜炎限于上腹，体征轻；血、尿淀粉酶增高；经及时的液体治疗短期内可好转。②重症急性胰腺炎：或称出血坏死性胰腺炎，腹膜炎范围宽，体征重，腹胀明显，肠鸣音减弱或消失，可有腹部肿块。腹水呈血性或脓性。可伴休克，可并发脏器功能障碍和严重的代谢障碍。

4）实验室检查。白细胞增多（16×109/L），血糖升高，血钙降低，血尿素氮或肌酐增高，酸中毒；可出现ARDS，甚至出现DIC、急性肾衰竭等。病死率高。早期合并多器官功能障碍的特重型胰腺炎称暴发性胰腺炎，病死率很高。

5）急性胰腺炎的局部并发症。①胰腺坏死；②胰腺脓肿；③急性胰腺假性囊肿；④胃肠道瘘。

6）治疗。

非手术治疗。全身反应期、水肿性胰腺炎及尚无感染的出血坏死性胰腺炎。①禁食、胃肠减压。②补液、防治休克。③镇痛解痉。④抑制胰腺分泌及胰酶抑制剂。⑤营养支持。⑥抗菌药物的应用及中药治疗。⑦腹腔灌洗。

手术治疗。适应证：①不能排除其他急腹症时。②胰腺和胰周坏死组织继发感染。③虽经合理支持治疗，而临床症状继续恶化。④暴发性胰腺炎经过短期（24h）非手术治疗多器官功能障碍仍不能得到纠正。⑤胆源性胰腺炎。⑥病程后期合并肠瘘或胰腺假性囊肿。手术方式：最常用的是坏死组织清除加引流术。胆源性胰腺炎的处理：伴有胆道下端梗阻或胆道感染的重症患者，应该急诊或早期（72小时内）手术。

2. 慢性胰腺炎

各种原因所致的胰实质和胰管的不可逆慢性炎症，其特征是反复发作的上腹部疼痛伴不同程度的胰腺内、外分泌功能减退或丧失。

（1）病因。最主要的是长期酗酒，我国以胆道疾病为主。

（2）临床表现。

1）腹痛最常见。位于上腹部剑突下或偏左，放射到腰背部，呈束腰带状，持续时间长。

2）通常将腹痛、体重下降、糖尿病和脂肪泻称之为慢性胰腺炎的四联征。

（3）诊断。

1）粪便检查可发现脂肪滴，胰功能检查有功能不足。

2）B超、CT检查可见胰腺局限性结节，胰管扩张，囊肿形成，胰肿大或纤维化。

3）腹部X线平片可显示胰腺钙化或胰石影。

4）ERCP可见胰管扩张或不规则呈串珠状，可见钙化或结石影，囊肿。

（4）治疗。

1）非手术治疗：①病因治疗；②镇痛；③饮食疗法；④补充胰酶；⑤控制糖尿病；⑥营养支持。

2）手术治疗：目的主要在于减轻疼痛，延缓疾病的进展，不能根治。①纠正原发疾病：若并存胆石症应行手术取出胆石。②胰管引流术。③胰腺切除术：适用于有严重胰腺纤维化而无胰管扩张者。

（二）胰腺囊肿

1. 胰腺假性囊肿

（1）发病机制。由于胰管破裂，胰液流出积聚在网膜囊内，刺激周围组织及器官的浆膜形成纤维包膜，但囊内壁无上皮细胞，故称为假性囊肿，多位于胰体尾部。

（2）临床表现和诊断。

1）多继发于胰腺炎或上腹部外伤后，上腹逐渐膨隆，腹胀，恶心、呕吐。下腹部触及半球形、光滑、不移动、有囊性感的肿块，合并感染时有发热和触痛。

2）B超、CT检查确定囊肿部位和大小。X线钡餐检查发现胃、十二指肠和结肠受压移位。

（3）治疗手术指征。①持续腹痛不能忍受；②囊肿增大（≥6cm）出现压迫症状；③合并感染或出血等并发症。

2. 滞留性囊肿

胰管阻塞的结果，多位于胰尾部。其内衬覆一般的导管上皮，但由于伴发炎症、出血，可无上皮，囊内可含多种胰酶。

（三）胰腺内分泌瘤

此肿瘤来自于胰岛，血清激素水平正常又无临床症状的肿瘤称为无功能性胰腺内分泌瘤。

1. 胰岛素瘤

来源于胰岛B细胞，在胰腺内分泌瘤中却最常见，多为良性。

（1）临床表现。

1）Whipple三联征：①低血糖症状；②发作时血糖低于2.8mmol/L；

③给予葡萄糖后症状缓解。

2）典型症状为清晨自发性低血糖。

3）临床表现分两类：①低血糖诱发儿茶酚胺释放症：表现为心慌、发抖、苍白、出汗、心动过速和饥饿感等。②神经性低血糖症：人格改变、精神错乱、癫痫发作和昏迷等。

（2）实验室检查。

1）反复测定空腹血糖可低至 2.2mmol/L 以下。

2）葡萄糖耐量试验可呈低平曲线。

3）禁食后发生的症状性低血糖常伴有血清胰岛素水平升高大于 25μU/ml。

4）患者经一夜禁食，胰岛素／血糖比值（胰岛素释放指数）＞ 0.4。

（3）影像学检查。

1）术中 B 超检查简单易行，定位准确。

2）B 超、增强 CT 扫描、MRI、PTPC 及腹腔动脉造影等均有助于诊断和定位。

治疗一经确诊应行手术切除，术中应监测血糖，恶性胰岛素瘤还应切除转移灶。

2. 胃泌素瘤（促胃液素瘤）

又称佐林格 - 埃利森综合征，来源于 C 细胞，部分肿瘤位于胰腺外，好发于十二指肠。

（1）临床表现。主要为消化性溃疡的症状和腹泻。溃疡最常见于十二指肠球部。有下列情况应疑为本病：①溃疡病术后复发；②溃疡病伴腹泻，大量胃酸分泌；③溃疡病伴高钙血症；④多发溃疡或远端十二指肠、近端空肠溃疡；⑤有多发性内分泌瘤病家族史等。

（2）实验室检查。

1）胃液分析：无胃手术史者 BAO 超过 15mmol/h，胃大部切除术后 BAO 超过 5mmol/h 或 BAO/MAO＞0.6。

2）促胃液素（胃泌素）水平测定：空腹血清促胃液素超过 1000pg/ml。

3）促胰液素刺激试验：促胃液素水平较试验前增高 200pg/ml。

（3）定位诊断：术前内镜超声诊断、术中 B 超，γ 照相、放射性核素标记、生长抑素术中定位。

（4）治疗：①控制胃酸的高分泌。②切除促胃液素瘤。

第二章

神经外科疾病

第一节　颅内压增高

颅内压系颅内容物在颅腔内产生的压力，常以脑脊液压代表。一般当新生儿脑脊液压高于 80mmH$_2$O，婴幼儿高于 100mmH$_2$O，3 岁以上至成人高于 200mmH$_2$O 即为颅内高压。颅内压增高是临床上神经系统多种疾病所共有的一种综合征，是因颅内容物（脑、脑脊液、脑血容量）的体积增加，或颅内有占位性病变等因素引起，尤以神经外科疾病最为常见。延误其诊治，将导致严重后果。

1. 临床表现

头痛、呕吐与视盘水肿是颅内压增高"三主征"。但急性颅内压增高仅有头痛与呕吐。视盘水肿一般要在颅内压增高 48 小时后才出现。急性病例随颅内压迅速增高很快出现昏迷。

（1）头痛。发生率约为60%，皆因脑膜、脑血管或神经受牵扯或挤压所致。常表现为持续性头痛，阵发性加剧，常因咳嗽或排便等用力动作而加重，颅内某一部位的病变可产生远离部位的头痛。但如肿瘤或炎症直接侵犯脑膜或血管，则头痛的部位有一定的定位。小儿因颅缝未闭，颅压增高时使颅缝分开，故可无头痛，只觉头晕。

（2）呕吐。常出现于头剧痛时，典型表现为喷射性呕吐。严重者不能进食，食后即吐。患者常因此而严重失水、体重锐减。呕吐是因位于延髓的呕吐中枢受刺激所致。小儿患者常只有反复发作的呕吐为其唯一的症状。

（3）视盘水肿。乃颅内压增高的重要客观体征。系颅内压增高致眼底静脉回流受阻之故。时间较长的视盘水肿可致视神经萎缩，最后导致失明。

（4）其他表现。常见脉搏徐缓和血压升高。还可引起两眼外展神经麻痹、复视、视力减退、黑矇、头晕、意识模糊、昏迷、智力减退、情绪淡漠、大小便失禁等现象。

2. 诊断

颅内压增高综合征根据头痛、呕吐、视盘水肿等症状，诊断不难，必要时要借助腰穿测压以确定诊断，颅骨 X 线平片对婴幼儿及儿童患者的诊断有较大价值。诊断颅内压增高主要解决 3 个问题：①有无颅内压增高；②增高的程度如何；③是什么原因引起的。为解答这些问题首先应从病史及体检入手，其次需与下列疾病进行鉴别。

（1）偏头痛。头痛呈周期性，常为跳痛，先有闪光暗点、飞蝇幻视或眼花等先兆，剧烈时可出现呕吐，吐后头痛缓解，偶尔尚可有脑神经麻痹体征。本病病期长者，头痛每次持续数小时至数日，不发作时无头痛，检查无眼底视盘水肿，腰穿压力正常，不难鉴别。

（2）视神经炎。可有头痛、视盘充血、水肿，类似颅内高压综合征，但早期即有显著视力下降，腰穿压力不高，故亦可鉴别。

（3）神经官能症。常诉头痛，有时有恶心、呕吐，但一般病史较长，而且尚有头晕、失眠、记忆力下降、注意力不集中等官能性症状，且无视盘水肿，一般鉴别不难，必要时宜跟踪观察。

3. 治疗

（1）一般处理。头抬高 15°～30°，以利静脉回流，可使颅内压有所降低，但一般仅能维持 2h 左右。特别重要的是应保持呼吸道通畅，血压平稳，体温正常，情绪安定，维持代谢平衡，预防或控制癫痫发作，还要保持大便通畅等。消除任何使颅内压进一步增高的因素。

（2）降低颅内压。按具体情况，可使用脱水利尿药如 20% 甘露醇

250ml/ 次，静脉注射，在 30 分钟内滴完，每 6 ～ 8 小时 1 次；地塞米松 10 ～ 20mg/d，肌内注射或加入静脉注射液体中；碳酸酐酶抑制药醋氮酰胺 250mg/ 次，每日 3 次，口服；冬眠低温和巴比妥类药物，还可使用过度换气，高压氧疗法、脑室外引流或内引流等措施降低颅内压。

（3）病因治疗。如切除肿瘤，清除颅内血肿或脓肿，根据具体情况还可同时行去骨瓣减压等。

第二节 颅内肿瘤

颅内肿瘤又称脑瘤，包括原发性与继发性两大类。前者源于颅内各种组织，如脑膜、脑组织、脑神经等；后者源于身体其他部位经血液等途径转移至颅内或源于颅腔附近结构直接向颅内侵犯的恶性肿瘤。本病可见于任何年龄，但青壮年发病最多。恶性颅内肿瘤是小儿最常见的脑瘤之一，占同期全部脑瘤的 19%。

1. 临床表现

临床表现繁杂，可因肿瘤的类型、部位、生长速度与患者的年龄及全身状况不同而异。但概括起来可分为两大类，即颅内压增高及局灶性神经受损表现。

（1）颅内压增高。引起颅内压增高的原因是：①肿瘤体积超过颅内的空间代偿能力；②肿瘤周围脑水肿；③脑脊液循环通路受阻；④肿瘤压迫使颅内静脉回流障碍。头痛、呕吐、视盘水肿为颅内压增高"三主征"。此外还可出现双侧外展神经麻痹、复视、视力减退、智力下降、癫痫、意识障碍和生命体征变化等。

（2）局灶性症状。不同部位的肿瘤产生不同的局灶性症状，是由于肿瘤刺激、压迫或破坏有关脑组织或脑神经使其功能遭受损害的结果。这些症状出现较早，对颅内肿瘤的诊断具有重要意义，有定位诊断的价值。

1）额叶肿瘤。①精神症状和进行性智能障碍：患者智力低下，表情淡漠，反应迟钝，衣着不整，不修边幅，随地大小便。②运动障碍：表现为对侧局灶性癫或对侧单瘫、轻偏瘫。③运动性失语：为左侧（优势侧）半球受损所致。

④额叶性共济失调。⑤强握及摸索反射、同向偏斜也是额叶的常见症状。额叶底面病变，可出现同侧视神经萎缩和对侧视盘水肿，称 Foster Kennedy 综合征。

2）顶叶肿瘤。①以感觉障碍为主。如为刺激性病变，则出现对侧局限性感觉性癫痫，如为破坏性病变，则为对侧肢体皮层复合感觉障碍。②左侧顶叶病变可以引起失读、失写、失认，左右分辨不能，称 Gerstmann 综合征。

3）颞叶肿瘤。①海马钩回发作：即发作性不自主咀嚼、吞咽、嗅幻觉、味幻觉等。②精神运动性癫痫：表现自动症，记忆障碍，情感障碍。③感觉性失语及视野改变（对侧同向偏盲或象限盲）。

4）枕叶肿瘤。主要表现为视觉障碍，可为对侧同向偏盲或以视幻觉为先兆的癫痫发作。

5）脑干肿瘤。出现典型的交叉性感觉障碍和（或）交叉性运动障碍及同侧颅神经损害表现。

6）小脑肿瘤。主要症状为共济失调，小脑半球肿瘤表现为同侧肢体共济失调；小脑蚓部肿瘤以躯干共济失调为主，下肢较重。

7）桥小脑角肿瘤。产生 V、Ⅶ、Ⅷ脑神经受累及小脑症状，此区听神经瘤最常见。

8）蝶鞍部肿瘤。引起视交叉受压和内分泌症状，表现为双颞侧偏盲，视力减退和原发性视神经萎缩。内分泌症状主要有闭经不孕、肢端肥大或巨人症、侏儒症，肾上腺皮质功能亢进等，多见于垂体肿瘤和颅咽管瘤。

2. 诊断要点

经详尽的病史和体格检查常可做出初步诊断。

（1）颅骨 X 线。可发现颅内压增高的征象和肿瘤直接侵犯所致颅骨骨质改变及肿瘤的病理性钙化等。

（2）CT扫描。是目前应用最广的无创性检查方法，对颅内肿瘤的定位与定性均有重要价值。

（3）MRI检查。对诊断颅内肿瘤具有高度敏感性，在显示组织学改变方面优于CT，所显示的解剖学关系在多层面多方位上均十分清晰，而且在形态学改变之前即可显示组织异常。

（4）脑血管造影。有助于了解肿瘤血运状况及其与颅内重要血管的相对关系，对设计手术方案有重要参考价值。

（5）电生理检查。脑干诱发电位对诊断听神经瘤有一定的价值。另外，大脑半球尤其与皮质关系紧密的肿瘤可显示脑电图异常。

（6）内分泌检查。对诊断垂体腺瘤有重要价值。

（7）与下列疾病相鉴别。

1）良性颅内高压。又称假脑瘤。有明显颅压增高，但无定位征，多见于中年女性。病因不清，可能与内分泌代谢障碍或感染中毒有关，造成脑脊液生成过多，吸收缓慢。必须随访观察，排除其他引起颅内高压的疾病。本病预后较好，可获缓解。

2）脑血管意外。起病急，常有高血压病史，多见于中老年人，前驱症状不明显，可做CT检查以资鉴别。

3）蛛网膜炎。颅后窝及视交叉蛛网膜炎常导致颅压增高，可通过脑脊液检查、CT或MRI检查做出鉴别。

4）脑脓肿。前期常有感染病灶如慢性胆脂瘤性中耳炎、肺脓肿、败血症、皮肤痈疖、拔牙或感冒样病史等。起病时常有发热，并可有脑膜刺激征，周围血象有白细胞增高，脑脊液内有炎症细胞等均有助于鉴别，CT或MRI可明确诊断。

5）脑寄生虫病。均有颅内压增高症状及抽搐发作。但脑寄生虫病患者常与感染源有接触史,如在大小便、痰液检查中发现寄生虫卵,则有助于鉴别。

3. 治疗

总体上采用以手术治疗为主的综合性治疗。颅内良性肿瘤若能经手术完全切除,基本上可望根治。恶性肿瘤则虽经各种综合治疗,仍难以取得满意的疗效,有待进一步研究。

(1)手术治疗。①生长于可以用手术摘除部位的肿瘤,一般应首先考虑手术治疗。②有脑疝征象的病例,应紧急手术。③对于特殊部位的肿瘤,如脑干肿瘤,可采用姑息手术,如减压术、脑脊液分流术、脑室引流术等,以缓解颅内压增高。

(2)放射治疗。可以分为立体放射治疗及普通放射治疗2类,前者如伽玛刀等。对于直径 < 3cm,又没有重要结构受累的某些肿瘤,伽玛刀治疗亦可作为首选方案;普通放射治疗主要用作手术辅助治疗或不能手术肿瘤的姑息治疗。①对各种胶质瘤、垂体腺瘤、生殖细胞瘤、脊索瘤及一部分转移瘤有一定疗效。②放射治疗具有一定不良反应,可见局部脑血管栓塞,胶质细胞增生,神经元退化等。

(3)化学治疗。化疗是脑瘤综合治疗中的一环。目前首选的是亚硝脲类的卡莫司汀(卡氮芥,BCNU)、洛莫司汀(环己亚硝脲,CCNU)和司莫司汀(甲环亚硝脲,MeCCNU)。后者更优,能通过血脑屏障,毒性反应较小,对细胞增生、分裂时相均有作用。化疗的缺点是不良反应大,应加以注意。

(4)对症治疗。

1)对于颅内压增高的脑瘤患者,如不能立刻接受手术治疗,可选用脱水药物以暂时降压。如:① 20% 甘露醇;② 50% 葡萄糖;③ 30% 尿素等静脉快速滴注。对于细胞毒性水肿,在应用脱水药物的同时,加用糖皮质激素静脉滴注，效果较好。

2）对有癫痫发作患者可选用抗癫痫药物，如苯妥英钠、丙戊酸钠、卡马西平、苯巴比妥等。

一、头皮血肿

头皮血肿多因钝器伤所致，可按解剖层次分为皮下血肿、帽状腱膜下血肿和骨膜下血肿 3 种。

（一）皮下血肿

特点为小、圆、痛，可自行吸收，一般不需特殊处理。

（二）帽状腱膜下血肿

由于帽状腱膜下组织疏松，血肿可蔓延至全头部。小儿及体弱者可导致休克或贫血。巨大的血肿可能需 4～6 周才吸收。采用局部适当加压包扎，有利于防止血肿的扩大。为避免感染，一般不采用穿刺抽血。若血肿较大，则应在严格皮肤准备下，无菌穿刺抽吸，再做加压包扎。若继发感染化脓，则切开引流，防止感染向颅内发展。

（三）骨膜下血肿

多见于初生儿，由产伤所致。血肿以骨缝为界，中央有波动感，边缘因血块和骨膜增厚稍隆起，形似凹陷性骨折。诊断时应注意是否伴有颅骨骨折，甚至脑损伤的可能。处理原则与帽状腱膜下血肿相似，但颅骨骨折者不宜强力加压包扎。

二、头皮裂伤

头皮裂伤可由锐器或钝器伤所致。头皮裂伤时，若帽状腱膜已破，头皮伤口将全部裂开；帽状腱膜未破，头皮伤口仅部分裂开。由于头皮血管丰富，出血较多，可引起失血性休克。处理时须着重检查有无颅骨和脑损伤，对头皮裂伤本身除按照压迫止血、清创缝合原则外，尚应注意：①检查伤口深处有无骨折或碎骨片，如果发现有脑脊液或脑组织外溢，须按开放性脑损伤处理；②头皮血供丰富，一期缝合的时限允许放宽至伤后 24 小时。

三、头皮撕脱伤

头皮撕脱伤多因发辫受机械力牵扯，使大块头皮自帽状腱膜下层或连同颅骨骨膜被撕脱所致，其可导致失血性或神经性休克。治疗应在压迫止血、防治休克、清创、抗感染的前提下，行中厚皮片植皮术，对骨膜已撕脱者，需在颅骨外板上多处钻孔至板障，待肉芽组织生长后植皮。条件允许时，应采用显微外科技术行小血管吻合、头皮原位缝合。

第四节 颅骨骨折

颅骨骨折是指颅骨受暴力作用所致颅骨结构改变。颅骨骨折按骨折部位分为颅盖与颅底骨折；按骨折形态分为线形、星形、粉碎性与凹陷性骨折；按骨折与外界是否相通，分为开放性与闭合性骨折。引起颅骨骨折的暴力，常足已损伤脑组织，故关键是及时诊治脑合并伤。

一、颅盖骨折

1. 诊断

主要依靠颅骨正侧位 X 线摄片，对疑有凹陷性骨折者，尚需加摄切线位片，以确定凹陷的深度。

2. 治疗

（1）线形或星形骨折。不必特别处理。当骨折线跨过硬脑膜中动脉沟或静脉窦时，要警惕硬脑膜外血肿的发生，需严密观察或 CT 检查。

（2）粉碎性骨折。一般不需处理。如果碎骨片刺入脑组织，特别是开放伤，则需手术摘除，缝合硬脑膜。

（3）凹陷性骨折。下陷较轻，未引起脑受压，可不处理；凹陷范围 3～5cm，深度超过 1cm，伴颅内压增高，尤其位置相当于运动区或语言中枢时，须手术将下陷骨片撬起复位。静脉窦附近的凹陷性骨折，可伤及窦壁，但因骨片压堵未发生出血，如无症状，不做复位；必须复位者，要做好充分止血、输血准备，否则可引起术中大出血。

二、颅底骨折

颅底的线形骨折多为颅盖骨折的延伸，也可由间接暴力所致，几乎都合并脑损伤，且大多数为开放性颅脑损伤。

1. 诊断

可依据外伤史，耳、鼻出血或脑脊液漏，皮下淤斑，脑神经损伤等做出初步诊断。X线检查意义不大，CT对骨折的诊断有帮助，还可了解有无脑损伤。

（1）颅前窝骨折。累及眶顶和筛骨，可有鼻出血、眶周广泛淤斑（"熊猫眼"征），以及广泛球结膜下淤斑等表现。若脑膜、骨膜均破裂，则合并脑脊液鼻漏（脑脊液漏提示开放性颅脑损伤）。若筛板或视神经管骨折，可合并嗅神经或视神经损伤。

（2）颅中窝骨折。如累及蝶骨，可有鼻出血或合并脑脊液鼻漏，脑脊液经蝶窦由鼻孔流出。若累及颞骨岩部，脑膜、骨膜及鼓膜均破裂时，则合并脑脊液耳漏；若鼓膜完整，脑脊液则经咽鼓管流至鼻咽部，可误认为鼻漏。常出现同侧面瘫、耳聋、耳鸣等。

（3）颅后窝骨折。累及颞骨岩部后外侧时，多在伤后1～2天出现乳突部皮下淤斑。若累及枕骨基底部，可在伤后数小时出现枕下部肿胀及皮下淤斑。枕骨大孔附近骨折，可合并舌咽神经、迷走神经、副神经、舌下神经损伤。

2. 治疗

颅底骨折本身无须特别治疗，应着重观察有无脑损伤及处理脑脊液漏、脑神经损伤等并发症。合并脑脊液漏时，需使用抗菌药物预防颅内感染，不可堵塞或冲洗，禁忌腰穿，取头高位卧床休息，避免用力咳嗽、打喷嚏和擤鼻涕。绝大多数漏口会在伤后1～2周内自愈。如超过1个月仍未停止漏液，可考虑手术修补硬脑膜以封闭瘘口。对伤后视力减退，疑为碎骨片挫伤或血肿压迫视神经者，应争取在12小时内行视神经探查减压术。

第五节　脑损伤

　　脑损伤分为原发性和继发性两大类。原发性脑损伤指暴力作用于头部时立即发生的脑损伤，主要有脑震荡、脑挫裂伤等。继发性脑损伤指受伤一定时间后出现的脑受损病变，主要有脑水肿和颅内血肿。脑水肿继发于脑挫裂伤；颅内血肿因颅骨、硬脑膜或脑的出血而形成，与原发性脑损伤可相伴发生，也可单独发生；继发性脑损伤因产生颅内压增高或脑压迫而造成危害。原发性脑损伤如果有症状或体征，在受伤时立即出现，并且不再继续加重。同样的症状或体征，如果不在受伤时出现，而是在伤后过一段时间出现，且有进行性加重趋势；或受伤当时已出现的症状或体征，在伤后呈进行性加重趋势，皆属于继发性脑损伤表现。区别原发性和继发性脑损伤有重要临床意义，原发性脑损伤无须开颅手术，其预后主要取决于伤势轻重；继发性脑损伤，尤其是颅内血肿多需及时开颅手术，其预后与处理是否及时、正确有密切关系。

　　按脑组织是否与外界相通，脑损伤还分为开放性和闭合性脑损伤两类。凡硬脑膜完整的脑损伤均属闭合伤；硬脑膜破裂，脑组织与外界相通者则为开放伤。

　　造成闭合性脑损伤的作用力可概括为 2 种。①接触力：物体与头部直接碰撞，由于冲击、凹陷骨折或颅骨的急速内凹和弹回，而导致局部脑损伤。②惯性力：来源于受伤瞬间头部的减速或加速运动，使脑在颅内急速移位，而导致多处或弥散性脑损伤。受伤时头部若为固定状态，则只受接触力影响；运动中的头部突然受阻于固定物体，除有接触力作用外，尚有因减速引起的惯性力起作用。仅由接触力造成的脑损伤，其范围可较为固定和局限，可无早期昏迷表现；而由惯性力引起的脑损伤则分散和广泛，常有早期昏迷表现。通常将受力侧的脑损伤称为冲击伤，其对侧者称为对冲伤。

一、脑震荡

1. 临床表现与诊断

脑震荡表现为一过性的脑功能障碍，主要症状是受伤当时立即出现短暂的意识障碍，可为神志不清或完全昏迷，常为数秒或数分钟，一般不超过半小时。清醒后大多不能回忆受伤当时乃至伤前一段时间内的情况，称为逆行性遗忘。较重者在意识障碍期间有皮肤苍白、出汗、血压下降、心动徐缓、呼吸浅慢、肌张力降低、各生理反射迟钝或消失等表现，但随着意识的恢复很快趋于正常。此后可能出现头痛、头昏、恶心、呕吐等症状，短期内可自行好转。神经系统检查无阳性体征，脑脊液检查无红细胞，CT 检查颅内无异常发现。

2. 治疗

单纯脑震荡无须特殊治疗，可卧床休息 1 周，酌用镇静、止痛药物。同时进行心理治疗，消除患者的恐惧心理，一般可在 2 周内恢复正常，预后良好。

二、脑挫裂伤

1. 病理

脑挫裂伤是外力造成的原发性脑器质性损伤，既可发生于着力部位，也可在对冲部位。轻者仅见局部软膜下大脑皮质散在点片状出血；重者可有大脑皮质及白质广泛挫伤、破裂、局部出血和水肿，进一步发展可形成血肿。脑挫伤指脑组织遭受破坏较轻，软脑膜尚完整者；脑裂伤指软脑膜、血管和脑组织同时有破裂，伴有外伤性蛛网膜下隙出血。两者常同时并存，临床上又不易区别，故常合称为脑挫裂伤。

2. 临床表现与诊断

（1）意识障碍。是脑挫裂伤最突出的症状之一。受伤当时立即出现，其程度和持续时间与脑挫裂伤的程度、范围直接相关，可持续数分钟至数小时、数日、数月，但绝大多数在半小时以上，重症者可长期持续昏迷。

（2）头痛与恶心、呕吐。可能与颅内压增高、自主神经功能紊乱或外伤性蛛网膜下隙出血等有关，后者还可有脑膜刺激征、脑脊液检查有红细胞等表现。

（3）局灶症状与体征。受伤当时立即出现与伤灶相应的神经功能障碍或体征，如运动区损伤出现锥体束征、肢体抽搐或偏瘫，语言中枢损伤出现失语等。发生于"哑区"的损伤，则无局灶症状或体征出现。

（4）颅内压增高与脑疝。为继发脑水肿或颅内血肿所致，使早期的意识障碍或瘫痪程度加重，或意识好转、清醒后又变为模糊，同时有血压升高、心率减慢、瞳孔不等大以及锥体束征等表现。

（5）CT 检查。为最常用最有价值的检查。伤灶表现为低密度区内有散在的点、片状高密度出血灶影及周围脑水肿，严重者脑室受压可见中线结构移位等情况。

3. 治疗

（1）病情观察。

1）意识：意识观察最重要，意识分为意识清楚、意识模糊、浅昏迷、昏迷和深昏迷 5 个级别。临床广泛应用的是 Glasgow 昏迷评分法，从睁眼、言语和运动三方面的积分评估意识障碍程度。最高为 15 分，表示意识清楚，8 分以下为昏迷，最低为 3 分。按 Glasgow 昏迷评分法，昏迷时间在 30 分钟以内，处于 13 ～ 15 分者为轻度脑损伤；昏迷时间为 30 分钟～ 6 小时，处于 8 ～ 12 分者为中度脑损伤；昏迷超过 6 小时，处于 3 ～ 7 分者为重度脑损伤。

2）瞳孔：注意瞳孔变化出现的迟早、有无继续加剧以及有无间接对光反应等。

3）神经系体征：原发性脑损伤引起的偏瘫等局灶体征，在受伤当时已经出现；继发性脑损伤则在伤后逐渐出现。

4）生命体征：注意呼吸、脉搏、心率、心律、血压、体温以及颅内压等改变。

5）其他：剧烈头痛或烦躁不安等症状可能为颅内压增高或脑疝预兆。

（2）一般处理。

1）体位：意识清醒者抬高床头 15°～30°，以利颅内静脉血回流。昏迷患者宜取侧卧位或侧俯卧位，以免呕吐物误吸。

2）保持呼吸道通畅：清除呼吸道分泌物，短期不能清醒者应早做气管切开。

3）营养支持：早期可采用肠外营养，一般 3～4 天肠蠕动恢复后，可经鼻胃管肠内营养。长期昏迷患者考虑胃造瘘术。

4）对症治疗：对躁动不安者，如为疼痛、尿潴留、颅内压增高引起，予以相应处理；如癫痫发作，予以抗癫痫药物联合控制；对高热者，如排除感染因素后，中枢性高热给予冬眠低温治疗。

5）复苏治疗：巴比妥类药物有清除自由基、降低脑代谢率作用，可改善脑缺血缺氧。神经节苷脂、盐酸纳洛酮、胞二磷胆碱、乙酰谷酰胺等药物和高压氧治疗对患者苏醒有帮助。

（3）防治脑水肿。控制脑水肿和脑肿胀是治疗脑挫裂伤最为重要的环节之一。

（4）手术治疗。手术方法包括脑挫裂伤灶清除、额极或颞极切除、颞肌下减压或骨瓣切除减压等。

三、颅内血肿

颅内血肿是颅脑损伤中最常见最严重的继发病变，按出血部位分为硬脑膜外血肿、硬脑膜下血肿和脑内血肿。颅内血肿的一般临床特点是伤后发生进行性颅内压增高。按血肿引起颅内压增高或早期脑疝症状所经历的时间分类：3 日内发生者为急性型；3 日后至 3 周内发生者为亚急性型；3 周后发生者为慢性型。

（一）硬脑膜外血肿

1. 形成机制

与颅骨损伤有密切关系，骨折或颅骨的短暂变形撕破位于骨沟内的硬脑膜动脉或静脉窦引起出血，或骨折的板障出血。血液积聚于颅骨与硬脑膜之间。由于颅盖部的硬脑膜与颅骨易于分离，故硬脑膜外血肿多见于颅盖部。引起颅内压增高与脑疝所需的出血量，一般成人小脑幕上达 20ml 以上，小脑幕下达 10ml 时，即可引起，绝大多数属急性型，出血来源以脑膜中动脉最常见。少数由静脉窦或板障出血形成的血肿出现症状较迟，可表现为亚急性或慢性型。血肿最常见于颞区，多数为单个血肿，少数可为多个。

2. 临床表现与诊断

（1）外伤史。颅盖部，特别是颞部的直接暴力伤，局部有伤痕或头皮血肿，颅骨 X 线摄片发现骨折线跨过脑膜中动脉沟。或枕部受伤，颅骨 X 线摄片发现骨折线跨过横窦沟。

（2）意识障碍。血肿本身引起的意识障碍为脑疝所致，通常在伤后数小时至 1～2 天发生。因受原发性脑损伤的影响，意识障碍的类型有 3 种：①原发脑损伤轻，伤后无原发昏迷，待血肿形成后开始出现意识障碍（清醒→浅昏迷）；②原发脑损伤略重，伤后一度昏迷，随后完全清醒或好转，但不久又陷入昏迷（昏迷→中间清醒或好转→昏迷）；③原发脑损伤较重，伤后昏迷进行性加重或持续昏迷。因为硬脑膜外血肿患者的原发性脑损伤一般较轻，所以大多表现为①、②种情况。

（3）颅内压增高。患者在昏迷前或中间清醒（好转）期常有头痛、恶心、呕吐等颅内压增高症状，伴有血压升高、呼吸和脉搏缓慢等生命体征改变。

（4）瞳孔改变。形成小脑幕切迹疝时，患侧瞳孔一过性缩小→患侧瞳孔散大→双侧瞳孔散大；对光反应由迟钝→消失。

（5）锥体束征。早期出现的一侧肢体肌力减退，如无进行性加重表现，系脑挫裂伤等原发脑损伤的局灶体征。但血肿增大引起小脑幕切迹疝时，可出现对侧肌张力增高的锥体束征。脑疝发展至脑干严重受压时，出现去大脑强直。

（6）CT检查。颅骨内板与硬脑膜之间有双凸镜形或弓形密度增高影。CT检查还可明确定位、计算出血量、了解脑室受压及中线结构移位，以及脑挫裂伤、脑水肿、多个或多种血肿并存等情况。

3. 治疗

（1）手术治疗。急性硬脑膜外血肿原则上一经确诊立即手术。多采用骨瓣或骨窗开颅，清除血肿，妥善止血。

（2）非手术治疗。伤后无明显意识障碍，病情稳定，CT扫描血肿量＜30ml，中线结构移位＜1cm者，可在密切观察前提下保守治疗。

（二）硬脑膜下血肿

1. 形成机制

硬脑膜下血肿是指出血积聚于硬脑膜下腔，是颅内血肿中最常见者，常呈多发性或与别种血肿合并发生。按是否伴有脑挫裂伤而分为复合性血肿和单纯性血肿。急性和亚急性硬膜下血肿多为复合性血肿，出血的来源多为脑挫裂伤所致的脑皮质血管破裂，也可由脑内血肿穿破皮层流到硬脑膜下腔。

太多由对冲性脑挫裂伤所致，好发于额极、颞极及其底面，可视为脑挫裂伤的一种并发症。慢性硬脑膜下血肿好发于老年人，多有轻微头部外伤史。

2. 临床表现与诊断

（1）急性和亚急性硬脑膜下血肿。①脑挫裂伤较重，血肿形成较快一，表现为意识障碍进行性加深；②脑挫裂伤较轻，血肿形成较慢，可有意识好转期存在；③CT 检查于颅骨内板与脑表面之间可见高密度、等密度或混合密度的新月形或半月形影。

（2）慢性硬脑膜下血肿。①慢性颅内压增高症状，如头痛、恶心、呕吐和视盘水肿等；②血肿压迫所致的局灶症状和体征，如偏瘫、失语和局限性癫痫等；③脑萎缩、脑供血不全症状，如智力障碍、精神失常和记忆力减退等；④CT 表现为颅骨内板下低密度的新月形、半月形影，其特点为血肿常有厚薄不一的包膜包绕。

3. 治疗

急性和亚急性硬脑膜下血肿的治疗原则与硬脑膜外血肿相仿。慢性硬脑膜下血肿患者凡有明显症状者立即手术，首选钻孔置管引流术。

（三）脑内血肿

1. 形成机制

脑内血肿比较少见，常与枕部着力时的额、颞对冲性脑挫裂伤同时存在。脑内血肿有 2 种类型：浅部血肿的出血均来自脑挫裂伤灶，血肿位于伤灶附近或伤灶裂口中，部位多与脑挫裂伤的好发部位一致；深部血肿多见于老年人，血肿位于白质深部，脑表面可无明显挫伤。

2. 临床表现与诊断

以进行性意识障碍加重为主，其意识障碍过程受原发性脑损伤程度和血肿形成的速度影响。CT 检查可在脑挫裂伤灶附近或脑深部白质内见到圆形或不规则高密度血肿影，同时可见血肿周围的低密度水肿区。

3. 治疗

行开颅血肿清除或钻孔引流术。预后较差，病情发展较快，病死率高达 50%。

第三章

胸心外科疾病

第一节　肋骨骨折

肋骨骨折在胸部损伤中最为常见。胸部损伤中40%～60%有肋骨骨折。常发生在中老年人，儿童较少见，多与骨质疏松有关。

1. **病理生理**

（1）直接暴力

（2）间接暴力。胸部前后挤压，可使胸骨向外过弯曲处折断，折断在腋中线处。肋骨骨折以第3～10肋为常见。第1～2肋受肩胛骨及锁骨保护，第11～12肋前端游离不易折断。一旦在第1、第2肋骨骨折，则多为损伤严重。根据外力大小，可有单根或多根肋骨骨折，甚至多根多处骨折产生"浮动胸壁"，在呼吸时由于胸膜腔内压力不平衡，使纵隔左右扑动，引起体内二氧化碳潴留，并影响静脉血液回流，严重者可发生呼吸和循环衰竭。

2. **诊断**

（1）临床表现。肋骨骨折部位有明显疼痛和压痛，尤以在深呼吸、咳嗽或转动体位时加剧。如有较大面积之"浮动胸壁"，则可出现气短、发绀或呼吸困难。如并发肺裂伤时可有咯血、血胸、皮下气肿。用双手放在胸壁左右或前后挤压时可引起骨折部位剧痛或骨断端摩擦音，称为"胸廓挤压试验"阳性。

（2）X线检查。胸部X线照片显示肋骨骨折部位和性质、数目，并能了解有无血胸、气胸存在。

3. **鉴别诊断**

根据病史、体检以及胸部X线片可明确诊断；但要与胸壁软组织挫伤相鉴别，软组织挫伤时有局部压痛，无挤压痛及骨擦音，X线片无肋骨骨折征象，但要注意到肋骨软骨骨折X线片不能显示征象。

4. 治疗

不同性质的肋骨骨折处理不尽相同。

（1）闭合性单处肋骨骨折。治疗重点是止痛、固定、预防并发症。如错位不明显、疼痛轻微，亦不用作外固定；反之可用胶布条或多头带包扎固定。伤后早期可口服或注射镇静止痛药物，或进行肋间神经阻滞和局部痛点封闭。

（2）闭合性多根多处肋骨骨折。若胸壁软化范围较小，除止痛外还需局部加压包扎，如用棉垫及胸带包扎固定。若出现"浮动胸壁"，应采取紧急措施，清除呼吸道分泌物，以保证呼吸道通畅；对咳嗽无力、不能有效咳痰和呼吸衰竭者，要做气管切开，以利于给氧、吸痰和施行辅助呼吸。固定法有：①包扎固定法，适用于现场或较小范围的胸壁软化。②牵引固定法，用其他胸壁软化或包扎固定不能奏效者，目前已较少应用。③内固定法，用于错位较大、病情较重患者，可用金属固定爪或可吸收肋骨内固定针。

（3）开放性肋骨骨折。对单根肋骨骨折患者的胸壁伤口行彻底清创，修齐骨折端，分层缝合包扎。如胸膜已穿破，同时作胸腔闭式引流。多根多处肋骨骨折者，可清创后行内固定。术后应用抗菌药物，破伤风抗毒素预防感染。

第二节　气胸

一、开放性气胸

刀刃锐器或弹片火器打击导致胸壁伤口，造成胸壁缺损，空气随呼吸运动经伤口自由进出，从而破坏胸膜与外界大气之间的正常压力差，胸膜腔内压力与大气压力相等，造成肺萎陷。胸壁伤口越大，病情越严重，病死率越高。

1. 病理生理

（1）胸腔负压消失，静脉回心血量受到影响，伤侧肺萎陷。气体交换不足，引起缺氧和二氧化碳蓄积。

（2）纵隔摆动呼吸时纵隔摆动而刺激内脏神经、肺和胸膜，引起休克。

（3）肺内残气两侧对流加重缺氧和二氧化碳蓄积。

2. 诊断

（1）临床表现。①患者有外伤史、气促、呼吸困难和发绀以致休克。②胸壁伤口开放者，呼吸困难能听到空气出入胸膜腔响声。③伤侧胸部叩诊呈鼓音，呼吸音减弱或消失，气管、心脏移位。

（2）X 线检查。胸部 X 线片检查显示伤侧肺萎陷，气胸、气管和心脏等纵隔器官移位。

3. 治疗

（1）急救处理。使开放性气胸变为闭合性气胸，然后进行胸膜穿刺抽气减压，缓解呼吸困难，迅速转运医院急救处理。

（2）进一步处理。①给氧和补液输血，纠正休克。②清创、缝合胸壁伤口，并作闭式胸腔引流。③如有胸内器官损伤及活动性出血，应剖胸探查、止血、修复损伤或摘除异物。④术后应用抗菌药物预防感染；鼓励患者咳嗽咳痰和早期活动，预防肺部并发症。

二、张力性气胸

张力性气胸又称为高压性气胸。气体张力的来源是因气管或肺脏活瓣存在伤口，造成吸气时空气进入胸膜腔，呼气时由于活瓣闭合气体不能排除，致使胸膜腔内气体有增无减，从而形成张力。

1. 病理生理

（1）伤侧肺受压萎陷，通气量大大减少。

（2）胸内张力将纵隔推向健侧，使健侧肺受压。

（3）纵隔移位，可使腔静脉扭曲，从而减少回心血量，引起循环衰竭。

（4）胸内压力不断增高，气体也可以进入胸壁软组织，形成胸部、颈部、头面部广泛皮下气肿。

2. 诊断

（1）临床表现。①有显著呼吸困难，端坐呼吸；缺氧严重者，出现发绀、烦躁不安、昏迷，甚至窒息。②伤侧胸部饱满，肋间隙增宽，呼吸幅度降低，可有皮下气肿，叩诊鼓音，听诊呼吸音消失。

（2）X线检查。胸部X线检查显示胸腔内大量积气，肺完全萎陷，气管和心脏向健侧移位。

（3）胸膜腔穿刺。胸膜腔穿刺时有高压空气向外冲出。抽气后症状好转，但不久又见加重。

3. 治疗

（1）急救处理。张力性气胸引起呼吸循环紊乱很急骤，必须迅速处理。立即用一粗针头在伤侧锁骨中线第二肋间刺入胸膜腔，即可起排气或减压作用。

（2）进一步处理。如反复抽气仍有张力时，则需作胸腔闭式引流术。

（3）如闭式引流后仍不能缓解张力，则说明有较大的支气管断裂或肺有广泛撕裂伤，需剖胸探查行缝合、修补或作肺叶切除等手术。

（4）术后应用抗菌药物预防感染。

（5）闭式引流漏气停止24小时后，全胸部摄片证实肺已复原后，方可拔除胸腔闭式引流管。

胸部损伤引起胸膜腔积血称为血胸，可与气胸并存。在胸部损伤中70%患者有不同程度血胸。血胸来源：①肺组织裂伤出血；②胸壁血管出血；③纵隔大血管出血。

1. **病理生理**

（1）血容量下降。出现内出血的征象，并且随着胸膜腔内血液的积聚和压力的增高，迫使肺萎陷，并将纵隔推向健侧，因而严重影响呼吸循环功能。

（2）胸内积血。由于心、肝、膈肌运动，起着去纤维蛋白的作用，多不凝固。短期内大量积血，去纤维蛋白的作用不完善，即可形成凝血块。血块机化后，形成纤维组织束缚肺和胸廓，限制呼吸运动，损害肺功能。

（3）血液是细菌的良好培养基。细菌从伤口或从肺裂处进入，在积血中很快滋生繁殖，容易并发感染，形成脓胸。

2. **诊断**

根据出血量、出血速度以及患者的体质而有所不同。特别要注意进行性血胸的诊断。

（1）小量血胸。可无明显症状，出血量在0.5L以下。胸部X线检查仅示肋膈角消失。

（2）中量血胸（0.5～1L）和大量血胸（1L以上）。尤其急性出血，可出现脉搏快弱、血压下降、气促等低血容量休克症状以及胸腔积液征象，如肋间饱满、气管向健侧移位、呼吸音减弱或消失。胸部X线检查示伤侧胸腔有积液阴影，纵隔可向健侧移位，合并气胸则显示液平面。胸腔穿刺抽出血液更能明确诊断。

早期胸部损伤发现有血胸，需要进一步判断出血是否在进行，下列征象提示有进行性血胸：①血压持续下降，脉搏逐渐增快；②输血补液后，血压不回升或回升后又迅速下降；③血红蛋白、红细胞计数和血细胞比容重复测定呈持续降低；④闭式胸腔引流后，引流血量连续3小时，每小时超过200ml；⑤胸腔穿刺因血凝固抽不出血液，但连续胸部X线检查显示胸腔内有阴影继续增大。

血胸并发感染时，可出现高热、寒战、疲乏、出汗、白细胞计数升高。胸腔穿刺抽出的血液作涂片检查，红细胞与白细胞的比例为500：1，如比例达到100：1则提示有感染，涂片检查和血液培养能确定致病菌。

3. 治疗

（1）非进行性血胸。①少量血胸可不需抽吸，靠自行吸收。②若积血较多应早期进行胸腔穿刺，促进肺功能，改善肺功能。③早期施行闭式胸腔引流，有助于观察有无进行性血胸。④应用抗菌药物预防感染。

（2）进行性血胸。①输入足量血液，以防低血容量休克。②及时剖胸探查，寻找出血部位，进行缝扎止血、肺破裂修补、部分肺切除或肺叶切除，大血管破裂需作人造血管移植。③术后应用抗菌药物预防感染。

（3）凝固性血胸。①出血停止数日后进行剖胸清除积血和血块，以预防继发感染或机化。②机化血块应早期进行血块和纤维组织剥离。③术后应用抗菌药物，并应用呼吸机辅助通气24～72小时，以利被压缩的肺组织复张。

（4）血胸感染。血胸感染后按脓胸治疗。

第四节　支气管扩张症

支气管扩张症是由于感染、梗阻和其他因素，使支气管壁的平滑肌、弹力纤维和软骨等受到破坏，逐渐为纤维组织所取代，使支气管形成不可复原的柱状或囊状扩大病变的一种慢性肺部化脓性疾病。其主要症状有慢性咳嗽，咳大量脓痰和反复咯血。发病率较高，多见于儿童及青壮年，20岁以下发病者占72%，在呼吸系统中发病仅次于肺结核，但自抗菌药物广泛应用以来，呼吸道感染能得到控制，发病已大为减少。

1. 病因

引起支气管扩张的病因很多，常为多种因素致病，主要分为先天性和后天性两大类。

（1）先天性支气管扩张。较少见，出生后肺和支气管发育不良而引起末端小支气管的囊状扩大；支气管部分或全部管壁过薄，弹性纤维减少，在继发因素的影响下逐渐形成扩张。

（2）后天性支气管扩张。主要病因为感染和梗阻，两者互为因果、彼此促进，加速了支气管扩张的发生。因支气管及其周围组织的慢性炎症，破坏支气管壁的弹力纤维及平滑肌，支气管变得薄弱，吸气时胸内负压增加，支气管壁被动扩张，但呼气时又无力回缩，大量分泌物不能有效排出而存积在支气管腔内，引起一定程度的支气管梗阻，从而加重了支气管的炎症感染，长期反复，支气管壁进一步遭到破坏，致使支气管扩张逐渐加重。支气管周围的病变，常因感染促使纤维结缔组织增生，瘢痕组织收缩使组织牵拉造成支气管扩张，其他慢性肺纤维性疾病，如纵隔及肺门淋巴结炎、淋巴结结核、肺脓肿、胸膜增厚及粘连等支气管腔外的压迫与牵拉，也可引起支气管阻塞而致支气管扩张。

2. 病理

一般炎症支气管扩张常见于下叶基底段、中叶和舌叶。从病理形态上可分为柱状扩张、囊状扩张和混合型扩张 3 种，以柱状扩张多见，混合型扩张次之，囊状扩张较少，与先天性因素有关。随着病变的进展，肺功能会受到损害，可导致氧的吸入减低、氧饱和度下降，同时因肺泡毛细血管的破坏，肺循环阻力增加。长期的低氧可导致肺动脉高压及心脏病的发生，甚至心力衰竭。

Ashour 根据支气管扩张症形态学特点及血管造影所见，将其分为非灌注型支气管扩张症和灌注型支气管扩张症 2 种。非灌注型支气管扩张症主要特点为受累病肺的肺动脉缺少灌注，病肺毛细血管床受破坏，肺毛细血管阻力增加，迫使肺循环、体循环之间短路，支气管呈囊性扩张；病肺组织无呼吸功能和气体交换功能。灌注型支气管扩张症肺毛细血管床相对正常，肺 - 体短路内的血液通过支气管循环的吻合支到达末梢肺动脉，最后注入肺静脉。Ashour 认为在支气管扩张症的手术治疗中，应切除非灌注型的病肺而保留灌注型的病肺；对双侧非灌注型支气管扩张症患者，分期切除两肺病变的疗效较好。

3. 诊断

（1）临床表现及诊断。①支气管扩张症的主要症状，有咳嗽、咳痰、咯血、肺部感染及全身慢性感染和中毒症状。②一般病程均较长，反复发作，时轻时重，经久不愈。③两侧广泛支气管扩张病变的患者，还可呈现呼吸困难和发绀。

（2）X 线检查。对诊断有重要价值，常用方法有：①胸部正侧位平片。

常规的基本检查方法，支气管扩张在平片上多无特殊表现。在病侧，可见肺野下部纹理增粗、紊乱、聚拢、收缩，或呈蜂窝状。平片一般不能明确病变的范围与程度。②支气管碘油造影。诊断支气管扩张最可靠的方法。支气管造影可显示支气管扩张的部位、范围以及病变的类型和程度，并对外科手术治疗方案的判定有重要的参考价值。

（3）胸部 CT 检查。螺旋 CT 能清楚显示支气管扩张的范围，为无创伤检查，广泛应用于支气管扩张的诊断，已逐步取代支气管碘油造影。CT 诊断支气管扩张有一定的假阴性，但对不能接受支气管造影检查及大咯血患者的诊断及病变的定位有帮助，特别是高分辨 CT 更具优势。

（4）纤维支气管镜检查。该检查有助于支气管扩张的诊断及治疗，对于咯血来源不明者以及支气管扩张与支气管肿瘤的鉴别可起主要作用。

（5）痰液检查。留取痰液做细菌学检查，以便确定主要感染菌种及敏感抗菌药物的选用。

4. 治疗

支气管扩张的治疗应根据病情，采用综合疗法效果较好。综合疗法以内、外科的治疗为主，包括祛除原发病，控制感染，通畅引流及支持疗法等。如效果不佳，可选择性地进行手术治疗。手术治疗是比较肯定的方法，疗效较好。

（1）内科治疗。用于不宜手术治疗的病例或为手术治疗作准备，目的是控制呼吸道感染和改善全身一般情况。包括：

1）病原治疗：对于可能诱发支气管扩张的各种病原因素，应予及时排除。

2）体位引流疗法：体位引流是重要的排痰方法，依据病变部位采用不同体位，使支气管扩张的肺叶位置抬高，便于支气管内积聚的脓痰流入主支气管及气管，然后咳出。

3）使用有效抗菌药物：大剂量有效抗菌药物是对轻症支气管扩张及急

性炎症期的有效治疗方法。

4）支持疗法。

（2）外科手术治疗。

1）手术适应证。①支气管扩张症状明显，病变限于一叶、二叶或一侧叶，全身情况无手术禁忌证。②双侧病变：主要病变集中于一叶，心肺功能可耐受时，可分期、分次切除双侧病变。③反复咯血诊断明确者，可于咯血间歇期手术治疗。如咯血不止，可行急症肺切除以挽救生命。④经系统内科治疗，症状仍无减轻者，应择期进行外科手术治疗。⑤双侧支气管扩张病变终末期患者，如果评估 2 年生存的可能性＜50%，可考虑行双肺移植。

2）手术方式及肺切除范围。宜使用双腔气管插管，以便术中给氧与吸引积脓，防止脓液污染健侧甚至引起窒息，减少术后并发症。根据术前检查对病变部位的估计，拟订手术方式及肺切除范围。通常以肺叶切除为主要方式。但有时在肺叶切除的同时，加做相应的肺段切除术。部分经过严格选择的患者亦可行胸腔镜肺叶切除术。双侧病变可分期或同期进行手术，分期手术时一般先进行病变较重的一侧，第 2 次手术时机视患者呼吸功能恢复情况及临床残留症状轻重而定。

第五节 肺癌

一、肺部良性肿瘤

肺部良性肿瘤可起源于肺内的各种不同类型细胞，发生在肺实质内或支气管内2个部位。按组织来源分类如下。

1. 上皮来源

（1）乳头状瘤常发生于喉或支气管，肺内少见。因所在部位和阻塞程度不同，可有咳嗽、喘鸣等症状，严重阻塞气道者出现呼吸困难、发绀，需急诊治疗。对于蒂小能活动或基底不宽的小肿瘤可行支气管镜下摘除；对管腔内孤立肿瘤，可采用支气管壁切开肿瘤切除或支气管袖式切除；如肿瘤阻塞导致远端肺不可逆病变时，应做病肺切除。

（2）息肉少见，发生于气管或主支气管。

2. 间叶组织

（1）肺纤维瘤。非常少见，可发生于支气管，亦可发生于肺实质。肿瘤坚硬，与邻近的血管及支气管不相连。

（2）脂肪瘤。按照发生部位分为2种。①支气管脂肪瘤，常带细蒂。②肺实质、胸膜下脂肪瘤，比支气管腔内的更少见。

（3）平滑肌瘤。虽然罕见，但属于肺软组织肿瘤中最常见者，多见于中、青年，平均发病年龄35岁。分3种临床类型：①肺间质型；②支气管内型；③肺血管内型。

（4）血管外皮瘤。为恶性概率大。大多病例就诊时无症状，也有相当比例的患者会出现咯血、呼吸困难及胸痛等症状。

（5）粒细胞瘤。过去称粒细胞成肌细胞瘤，但现在则认为称作神经鞘瘤更恰当。可表现为单个肺结节，但更多长在气管、主支气管内。男女发病率相同，平均发病年龄为 38 岁，无包膜。

3. 起源不明

（1）肺错构瘤。发病率在肺部良性肿瘤中占第 1 位，是最常见的肺良性肿瘤，含软骨及纤维组织，还可能含有脂肪、腺乳头、平滑肌等组织。一般无症状，往往在体检时发现。男性发病率较高，男女比例为 2∶1～3∶1，发病年龄多为 30～60 岁。大多数发生于肺的周围，表现为孤立性结节，边缘清晰，发生在肺门部罕见，长在支气管内占 3%～20%，生长慢，极少恶变。

（2）透明细胞瘤。极少见，无症状。胞片可显示小结节，常发生于 40～60 岁，直至现在才被认为属于良性。

（3）畸胎瘤。极少见，大多数发生于左上叶，可有钙化或空洞形成。

4. 其他

（1）浆细胞肉芽肿。又名组织细胞瘤，大多发生于较年轻患者，女性发病率稍高。肿瘤质硬，黄白色，以成熟浆细胞为主。

（2）黄瘤。具包膜，黄色肺实质性肿块，内含泡沫细胞、梭形细胞及淋巴细胞。

（3）假性淋巴细胞瘤。多年来一直认为属良性肿瘤，大多数在摄常规胸片时偶尔发现，肿瘤边缘光滑、质软，切面呈灰白色。少数病例可发生恶变，转变为恶性淋巴瘤。

肺部良性肿瘤的临床共同特点是：多见于中青年，临床多无症状、体征，往往是在体检 X 线检查时发现，肿瘤多数位于肺的周边部位，体积较小，绝大多数是单发，呈圆形、椭圆形或结节状，密度均匀，边缘锐利，极个别的有毛刺。肺部良性肿瘤根据其生长部位的不同，其临床症状有所不同，如肿瘤对支气管产生压迫，引起管腔部分或全部阻塞，可产生一系列常见的肺部症状及体征。X线胸片、CT扫描、肺穿刺活检以及纤维支气管镜等检查对于诊断肺部良性肿瘤具有较高的价值，但与早期恶性肿瘤仍不易鉴别，最后确诊依靠病理组织学检查。如患者情况允许，均主张积极手术治疗，原则是切除肿瘤，最大限度地保留正常肺组织，胸腔镜手术具有巨大优势。对疑为肺良性肿瘤患者，术中快速冷冻切片检查应列为常规。

二、原发性肺癌

肺癌又名支气管肺癌，原发于支气管上皮或腺体，自气管隆突、主支气管直至肺泡均可发生。按肿瘤所在部位，可分为中心型及周围型两大类。近年来肺癌的发病率及病死率均有明显升高，两者均占全部恶性肿瘤的首位。统计表明肺癌发病率占所有恶性肿瘤的12%，病死率占所有癌症死亡的1/3。

1. 临床表现

90%～95%患者在就诊时已有症状。症状与体征的出现，可由于肿瘤本身及其局部或全身播散，或由于非播散性全身症状所引起。症状、体征可以单个出现，亦可综合出现。有的患者偶尔因体检摄片发现，这类患者的例数在外科临床上已逐渐多见。还有极少数病例痰液查出癌细胞，但胸片等并未显示（隐性肺癌）。

无症状而经痰液检查及X线片查出的肺癌病例属于早期病例。一旦出现症状，可能还是早期，但更多地属于后期。经普查发现而作切除的病例，5年生存率超过30%，因出现症状才发现进行切除者，其5年生存率在15%以下。

（1）病史。①详细询问最早出现的症状，有时可比患者自诉的最初症状早几周，甚至数月。②个人史：包括出生地、职业、生活环境，有否长期接触有害物质、烟酒嗜好。③家族史：直系亲属中有否恶性肿瘤患者，有否慢性支气管炎、肺结核等呼吸道疾病。④过去史：详细询问有否心、脑血管及肝、肾等重要器官病变，有否定期体检，最后一次摄胸片时间等。

（2）症状。①支气管及肺部症状：包括咳嗽、咯血、呼吸道感染及偶尔出现胸部钝痛及喘鸣。②肺外胸内症状：可由于肿瘤直接扩展至脏层胸膜外，或由纵隔淋巴结转移、胸膜腔转移出现恶性胸腔积液所致，可出现胸痛、声音嘶哑、上腔静脉阻塞综合征等。气短可由胸腔积液或膈神经麻痹所引起。吞咽困难、上肢痛、Horner综合征可由于食管、臂丛神经、颈及上纵隔交感神经节受压所致。③胸外转移症状：都与肿瘤有远处转移，如肝、脑、对侧肺、肾上腺、骨骼系统、皮下等转移有关。④胸外非转移症状：包括代谢、神经肌肉、骨骼、皮肤、血管、血液方面等变化。大概有2%肺癌患者由于出现这方面的临床症状与体征而就诊，这些临床表现是非特异性的，在其他恶性肿瘤中亦可能出现。

2. 实验室检查

为非特异性。肝功能不正常，特别有碱性磷酸酶增高时，需怀疑有肝转移，应作肝脏B超或上腹部CT，以进一步肯定或排除。血钙增高可能表示有骨转移，或由于肿瘤分泌的一种甲状旁腺有关蛋白所引起。

3. 特殊检查

（1）X线检查。普通后前位及侧位胸部平片是诊断肺癌的首先步骤，其次才是痰液细胞学检查及纤支镜检。大约有98%患者的胸片显示不正常，这表示此时肺癌已完成其自然病程的3/4。而且X线改变往往要比症状与体征的出现早7个月或更长时间。

肺癌早期X线表现包括小的密度均匀结节，或密度不均匀的云雾状或羽毛状阴影，沿小血管周围浸润，段性肺实变，肺门部不明显肿大，肺段或肺叶不张，肺气肿。一个孤立性病灶一般要长到直径 0.7cm 时才可看到，但大多数情况下要长到 1cm 时才会被发现。

常见 X 线表现可分为肺门、肺实质及肺外胸内 3 种情况。据早期文献报道，约 41% 病例有肺门异常，41% 病例有阻塞性肺炎，42% 病例肺实质出现大小不等的肿块，肺外胸内表现有纵隔增宽，胸腔积液占 11%。在现时，周围性肺结节为最常见的 X 线表现。少见的 X 线表现包括薄壁空洞、周围小结节伴偏心性钙化、二侧性肺小结节，前述表现仅占 1%。肿瘤原发灶周围出现卫星灶者仅占 1%。

X 线改变可提示 T 状态，尤其对周围型病变的 T1、T2，可提示得相当正确，但对中央型病变无甚帮助。普通 X 线片对肿瘤是否已侵及脏层胸膜外（T3 或 T4）无法提示，但是如有胸腔积液，则往往表示肿瘤已属 T4。

肺门阴影增大可表示为 N1 病变，但有 1/3 病例可出现判断错误。用普通 X 线平片来判断有否纵隔淋巴结增大常常是不可靠的，除非有两种情况：①周围型病变，肺门及纵隔阴影无异常，则 90%～95% 病例不会有 N2 病变；②当纵隔阴影增大非常明显时，则表示大多数情况已有 N2 或 N3 病变。如肺门阴影增大，但纵隔阴影仅疑有增大，或肿瘤本身对上述部位有掩盖时，则应进一步检查。

有膈肌抬高时，需鉴别是由于肺不张引起肺容量丧失所致，还是由于膈肌麻痹引起。此时可作胸透，嘱患者作深呼吸以了解有否一侧膈肌矛盾运动出现。

在有些严重胸痛的患者，有时可查出有肋骨破坏（T3）、椎体破坏或其他骨转移（M1）。

（2）CT 诊断。CT 推荐作为首选的检查方法，对某些胸片不易显示的区域如胸膜下、肺后及纵隔旁区效果最好。纵隔或肺门肿块，有时需要与肿大淋巴结或血管相鉴别时，可加用造影剂增强。

CT 对评估上纵隔淋巴结特别有价值。采用增强扫描，对气管旁、右上气管支气管淋巴结、左前纵隔、主动脉弓下及隆突下淋巴结亦可识别，但对主动脉弓下及隆突下淋巴结的判断较差。一般说来，如淋巴结直径 <1cm 时，转移可能性很小，有报道为 7%。淋巴结直径若 ≥ 1cm 时，则转移可能性达 55% ～ 65%，其余 35% ～ 45% 为炎症所致，最好做进一步活检。如淋巴结直径 > 3cm，往往均为转移所致。

（3）纤维支气管镜检查。几乎所有肺癌患者均应做此项检查，以明确肿瘤分期。它可能查出肿瘤所在、与气管隆突的距离以及有否位于叶支气管开口等。当肿瘤距隆突不到 2cm 时，说明病变已属于 T3。当叶支气管开口有肿瘤时，不论肿瘤大小，均属于 T2。当叶支气管开口无肿瘤，肿瘤在更远支气管时，则可根据肿瘤大小，定为 T1 或 T2 病变。气管隆突增宽，主支气管或中间支气管有固定现象时，均提示为 N2 病变。通过纤支镜检及超声纤支镜穿刺检查，还可对所见病变取活检，以明确细胞类型。

（4）放射性核素显像。当患者有远处转移的症状或体征出现时，应做放射性核素显像或 CT，即使只对一个器官有怀疑，还是应该对脑、骨骼及上腹部三个部位一起检查，如扫描有问题时，需做活检以明确组织学诊断。有通气功能不良须作手术的病例，可做核素灌注及通气扫描。

（5）MRI 检查。目前 MRI 提供的信息与 CT 相仿，但在辨别肿瘤有否侵犯血管或纵隔时优于 CT。对 CT 须作增强，对造影剂过敏的病例更有价值。有时 MRI 还可显示 CT 不易确认的胸壁侵犯。为了解有否胸廓外侵犯，可加照矢状面及冠状面图像，对上沟瘤病例，评价有否臂丛神经受侵犯时更有价值。此外，对了解有否椎体及脊髓侵犯亦有帮助。

（6）淋巴结活检。锁骨上淋巴结可触及时，应做穿刺活检，阳性表示N3病变。如淋巴结未触及，而做所谓的前斜角肌淋巴结切除活检，因阳性率太低，大多数医院已不再做这种检查。上纵隔淋巴结活检，可采用纵隔镜检或纵隔切开术，后者对主肺动脉窗淋巴结或前纵隔淋巴结（常为左上叶病变）活检最有用。由于电视胸腔镜手术的开展，有时医院已采用该方法对纵隔淋巴结做活检。尤其对奇静脉旁、偏后的隆突下淋巴结及肺韧带淋巴结活检更有用，而以上部位的淋巴结是纵隔镜检或作纵隔切开时不易到达的。

有的医院对 X 线检查及纤支镜检未怀疑有纵隔病变的患者，不再做纵隔镜检或纵隔探查，而直接剖胸探查；甚至对 CT 疑有纵隔淋巴结转移的病例，亦不再做其他检查，而直接剖胸。这两类患者中，均有可能属 N2 病变。一旦为 N2，仅一半病例可做切除。但 CT 及 X 线片未提示纵隔淋巴结肿大时，则有 61% ～ 95% 病例可完全切除。

对周围型 T1 病例，如肺门及纵隔阴影正常时，一般无须再做 CT。但实际上，很多医院已将 CT 检查列为常规。如 CT 显示纵隔淋巴结 < 1cm 时，如果不是多个小的淋巴结肿大，则术前不再做进一步的检查。当纵隔淋巴结 > 1cm 时，则应加做纵隔镜检、纵隔探查或电视胸腔镜检加活检，此时可能有 55% ～ 65% 的病例，其淋巴结已有转移。

（7）肺功能测定。当患者患非小细胞肺癌，有可能手术切除时，应仔细测定心血管及呼吸系统的功能，了解有否耐受预期手术的可能。此外，还要根据患者全身功能状态、X 线检查结果、有否合并其他疾病、预期肺切除范围的大小及其对生理功能的影响等加以评估。

有人认为，对所有手术病例均应从功能方面做全肺切除的考虑。但实际上，原先不打算做全肺切除的病例，需要做全肺切除的可能性是很小的。

肺功能测定，血气分析或运动时最大氧耗量测定等结果，并不能肯定预期手术切除的危险性究竟有多大。但如果术前 FEV1 小于正常预期值的 40%，或术后预期 FEV1 < 30%，MVV <正常值的 45% ~ 50%，PCO_2 > 6.0kPa（45mmHg），氧耗量峰值< 10ml/（kg·min），常可否定任何手术的考虑。对功能状态不佳的病例，测定运动时最大氧耗量更有价值。它不但可估计术后病死率的大小，还可对术后并发症发生率的多少加以预测，而这种估计是肺功能测定无法做出的。VO_2 峰值< 10ml/（kg·min），表示手术病死率及并发症发生率会很高。VO_2 峰值≤ 15ml/（kg·min），预期手术病死率稍低，但并发症发生率仍高。当 VO_2 峰值≥ 15ml/（kg·min），尤其是超过 20ml/（kg·min），几乎无术后病死率，而且并发症的发生率亦很低。

4. 鉴别诊断

肺癌的主要诊断方法，目前仍以临床表现、影像学检查及纤支镜检为主。痰脱落细胞学检查及纤支镜刷洗、活检等阳性率不高；而肺穿刺活检、纵隔镜检，目前开展的医院不多。故本病易和其他肺部疾病相混淆，尤其早期病变，因不易及时诊断，影响预后，已成为目前亟待解决的重要问题。

（1）肺结核。与肺癌不易鉴别，特别对老年人更易混淆。按发病部位，肺结核好发于两上叶尖、后段及下叶背段；癌肿常见于上叶前段、舌叶及中叶、下叶背段。癌肿呈分叶状，胸膜凹陷，边界呈毛刺状较多见。结核瘤有卫星灶占 50%，而癌肿仅占 9%。肺结核空洞多为薄壁、向心型，卵圆形多见；而癌性空洞壁厚，内壁呈不规则锯齿状、偏心型多见。粟粒型肺结核易和弥散型细支气管肺泡癌相混淆，前者粟粒状阴影分布均匀，大小相等，常伴毒血症；后者粟粒大小不等，上下、左右分布不均匀，有时在一侧有结节或浸润灶。应当指出，肺癌可以与肺结核合并存在，故在以下任何一种情况下，需考虑与肺癌并存的可能。①在正规抗结核治疗中，肺部出现新病灶。②症状加重，突然出现刺激性干咳、痰中带血、不规则发热、肩背痛、胸痛等情况。

③肿块阴影增大。④出现肺不张。⑤出现肺部块影。

（2）肺炎。支气管肺炎发病较急，感染症状较明显，常不局限于一个肺段或肺叶，经抗感染治疗后，吸收较快及完全。肺癌引起的阻塞性肺炎可呈段性分布，抗感染治疗后常吸收不全。

（3）肺脓肿。急性期多有明显感染症状，痰量多、脓性。X线片空洞壁较薄，内壁光滑，周围肺组织常有炎症。慢性肺脓肿可无急性发病史，无大量脓痰，病灶已部分机化，仅中心留有小脓腔，不易与中心液化、空洞形成的肺癌相鉴别。对可疑患者，应做纤支镜检等检查，或采取积极治疗（手术探查）。

（4）肺部良性肿瘤或瘤样病变。病程较长，生长缓慢，大多无临床症状。X线片见肿块边缘光滑，少见分叶，密度均匀，可以有钙化点，如呈花瓣状排列，更可排除恶性病变。

（5）支气管类癌、黏表皮样癌和腺样囊性癌。此3类均属低至中度恶性肿瘤，生长缓慢，但有逐步发展的特点。发病年龄比肺癌轻，女性发病率稍高。临床表现与肺癌相似，常反复咯血，发生于大支气管多见，应及早做纤支镜等检查，以资鉴别。

（6）纵隔恶性淋巴瘤。易与中央型肺癌相混淆。淋巴瘤发病年龄较轻，肿瘤生长迅速，两侧气管旁和肺门淋巴结肿大，其他表浅部位淋巴结亦可能肿大，对放射治疗高度敏感。

5. 治疗

肺癌的治疗应该是多学科综合治疗，包括手术治疗、放射治疗、化学药物、中医中药、免疫及其他方法等。

（1）手术治疗。外科切除肺癌及其转移淋巴结与受侵犯的邻近组织是目前治疗非小细胞癌的最有效办法。遗憾的是，80% ～ 85% 的肺癌患者，在其确诊时病变已属晚期。近 20 余年来，由于麻醉学、病理解剖、病理生理、抗菌药物应用、重症加强医疗及外科技术的进步，肺癌的手术安全性明显提高，手术切除后疗效也有所提高，术后 5 年生存率一般为 25%～30%（总的 5 年生存率为 7%～13%）。

进一步提高外科治疗效果，主要取决于以下几方面：①通过各种方式、方法提高肺癌的早期发现率和诊断率，使更多的早期患者有机会得到手术治疗。②对符合手术指征的病例，要做好术前准备、手术、麻醉和术后处理，减少并发症，降低病死率和病残率，使患者能早日康复，并提高长期生存率。③有限度地扩大手术范围：对过去认为"不能手术"或"禁忌手术"的病例，包括高龄、心肺功能减退、部分尚局限的小细胞癌、转移性胸腔积液、隆突部肿瘤，应积极、慎重地创造条件，争取手术，以提高总生存率。④采用多学科治疗，如术后放疗、化疗、免疫及中医中药治疗，可延长生命，提高生存率。

1）手术适应证：①对有手术切除可能的病例，只要无手术禁忌证，其全身情况及生理功能可以忍受预期手术，临床上未见远处转移者，原则上均应及时手术。②对临床上高度怀疑肺癌或不能排除肺癌可能的病例，又不能获得病理或细胞学等肯定诊断，并具有上述条件者，为了不耽误治疗时机，也应争取手术探查，明确诊断及做相应处理。

2）手术禁忌证：①已有远处转移，如肝、肾上腺、骨、中枢神经及锁骨上淋巴结转移。②对侧胸内转移，如对侧肺、纵隔、肺门、气管支气管淋巴结转移。③胸腔积液癌细胞检查阳性。④严重肺功能不良，以及有严重的心脏、血管、肝、肾等疾病，如近期心肌梗死、不稳定型心绞痛，未能控制的心力衰竭与心律失常。

3）术前准备。积极的术前准备是肺癌手术治疗的一个重要环节，对提高患者心肺储备功能、减少手术并发症和降低病死率有重要意义。

肺癌强调及时治疗，但如采用外科治疗，则应同时强调术前的充分准备，除非有紧急情况，如大咯血须急症剖胸外，一般不应在没有充分的术前准备下仓促行事。

4）手术治疗原则。

①尽可能完全切除肿瘤及所有局部淋巴结，并尽可能保留健康肺组织。肺切除范围取决于病变部位和大小。对周围型肺癌，一般施行肺叶切除术。对早期小的周围型肺癌亦有提倡做肺段切除或楔形切除，但由于后两种手术方式，其局部复发要稍高于肺叶切除，故仅限用于年长、手术耐受性差的病例。当肿瘤在主支气管、肺门或肿瘤已超越叶裂时，则需做全肺切除；对癌肿位于1个肺叶内，但已侵及局部主支气管或中间支气管，为了保留正常的邻近肺叶，避免全肺切除，可以切除病变肺叶及一段受累支气管，再吻合支气管上、下切缘（袖式肺叶切除）。

②手术过程中应避免肿瘤组织外溢，造成局部种植及转移。

③整块切除肿瘤和邻近组织以及被侵犯组织，而不要分割切除。

④若有可能，应对支气管切缘、血管切缘及任何靠近肿瘤的切缘做快速切片，如发现切缘有癌细胞，应重新切除。

⑤对可以取到的纵隔淋巴结，均应切除送病检，做详细记录，并加标记。有3组纵隔淋巴结需要探查及剥离：上纵隔或右侧气管旁淋巴结；主肺动脉窗淋巴结；隆突下及两侧下纵隔淋巴结。右上纵隔淋巴结，包括气管至上腔静脉、肺动脉上方的纵隔胸膜，需逐步轻柔地将所有淋巴结及脂肪垫从上腔静脉、气管及升主动脉弓剥离。注意保护奇静脉及迷走神经。尽量游离气管两旁，如左气管旁有淋巴结亦应摘除。前纵隔（上腔静脉前）不做常规剥离，但如触及淋巴结时，应予摘除。下纵隔区淋巴结可切开自主支气管至下肺韧

带的后纵隔胸膜，暴露隆突下、食管旁及下肺韧带淋巴结，剥离至可直接看到气管分叉、对侧主支气管及心包。左上纵隔及主动脉上的范围很小，内有膈神经及迷走神经，如有淋巴结触及时才做摘除，不做常规剥离。主肺动脉窗淋巴结位于左主肺动脉与主动脉弓，以及左喉返神经与膈神经之间。在做左侧肺切除时，应常规清扫隆突下淋巴结及下纵隔淋巴结，需像右侧病变手术予以剥离。应将纵隔胸膜在降主动脉前，左主支气管下直至下肺韧带予以切开。轻轻牵开降主动脉及食管，剥离隆突下淋巴结、下食管旁淋巴结及下纵隔淋巴结（肺韧带），当无困难。完全的纵隔淋巴结清扫，不仅可取样活检，还可正确地了解淋巴结受累情况及提高长期生存率。做正规的淋巴结剥离，手术时间需增加 15 ～ 30 分钟，但不影响术后进程，亦不增加术后并发症的发生。

（2）放射治疗。对治疗肺癌有效，其可以缓解起源于胸部的症状，如疼痛、咯血及支气管阻塞，对于控制骨转移疼痛亦很有效。放疗目的是尽量消灭肿瘤细胞，并减少残存肿瘤细胞。因此，放疗需分次进行，每次放疗仅能消灭一部分肿瘤细胞。放疗可作为手术的辅助治疗。对不能切除或无手术探查指征的病例可以进行姑息性治疗，对亚临床病变可作为预防性治疗，防止其发生及发展。

1）术前放疗：对能手术切除的病例，分加术前放疗与单纯手术两组进行比较，两组存活时间并无差异。在接受 4000 ～ 5000cGy 后，25% 患者的切除标本中已查不到肿瘤，但存活时间并未见延长。有一组病例，术前经4000cGy 照射后，其手术并发症如支气管胸膜瘘发生率增加，且手术病死率亦有所增加。尽管如此，目前对肺上沟瘤或术前估计瘤体太大难以切除时，仍主张先放疗，然后在放疗结束后 4 ～ 6 周进行手术。

2）术后放疗：对Ⅱ期及Ⅲ期能切除的鳞癌，术后放疗 5000cGy，虽然总的存活时间并未延长，但局部无一例复发，而未接受放疗的那组，术后有 35% 局部复发。故放疗可控制局部复发，但未能显示延长存活时间。对Ⅰ期非小细胞癌，术中应仔细检查肺内、肺门及同侧纵隔淋巴结，这其中的 60% ～ 70% 病例有望获得痊愈而无须放疗。对手术标本中支气管残端有癌细胞者，或术中切除淋巴结，病检阳性；或已侵犯胸壁，虽能切除，但估计局部仍有残留病灶可能时，仍应做术后放疗。

（3）化学治疗。全身性化学治疗（化疗）对治疗非小细胞肺癌的作用至今尚有争论。有人主张所有非小细胞肺癌均应接受化疗，有人则认为化疗作用不大。非小细胞肺癌对化疗的反应的确不像乳腺癌、睾丸癌、肉瘤那样明显，但现在新的化疗药物联合应用，其反应率已有所提高。自从采用含顺铂的联合化疗以来，其反应率已较前大有提高，最高达 60%。

但遗憾的是，到目前为止，手术、化疗、放疗联合应用的效果仍令人失望，这可能由于存在一系列问题：①很多治疗观察仅采用单一化疗药物，可能仅有很少疗效，甚至完全无效。②有些化疗药物，用量未达到最大有效量。③很多研究既非随意的，又非有计划的，对很多重要因素，如细胞类型、淋巴结受累情况、全身状况、年龄及其他有关预后的重要因素均未详细统计及研究。④很多研究未做术中分期，故对其结果有很大影响。LCSG 成立于 1977 年，对非小细胞肺癌的术后辅助治疗曾作详细研究，术中对纵隔淋巴结均仔细取样，以争取达到正确分期，它们对Ⅱ、Ⅲ期腺癌及大细胞癌采用 CAP 联合化疗加 BCC（卡介苗）做免疫治疗，发现化疗组局部复发率降低，平均生存时间较对照组延长 7 个月，2 年生存率亦较高，对早期肺癌（T1N1 及 T2N0）亦做了研究，CAP 组较对照组（不加化疗）的平均生存时间及长期生存率均稍高。Ⅲa 期肺癌已有巨块纵隔淋巴结转移时，经过 MVP 化疗 3 个疗程后，对化疗总的反应率为 77%，有 65% 病例可完全切除，总的生存率 3 年为 28%，5 年为 17%，平均存活时间 19 个月。

术前化疗有助于使分期降级，使不能切除的肿瘤变为可能切除。此外，术前化疗还可视做活体化疗敏感试验，对术前化疗有效病例才应进行术后化疗。

食管癌是起源于食管黏膜上皮细胞的恶性肿瘤。食管受到各种刺激因素的长期作用，引起食管慢性炎症改变和上皮增生，最终发生癌变。

1. 病理

食管癌发生于黏膜上皮细胞的基底细胞，食管上皮与致癌和促癌因素接触后，由上皮轻度增生到重度不典型增生而癌变，原位癌周围都有不典型增生的基底细胞。

食管癌绝大多数是鳞状细胞癌（95%），多半发生在中段，其次是下段，上段最少见。病理形态分为髓质型、蕈伞型、溃疡型、窄缩型以及腔内型。

2. 临床表现及诊断

（1）临床表现。早期食管癌表现为轻度的下咽不适。吞咽时胸骨后灼烧感或胸骨后针刺样疼痛，吞咽时哽咽、咽部异物感，在早期也可出现。随着病情的加重，可以出现典型的食管癌症状。①进行性吞咽困难，最终仅可进流食。②呕吐，与肿瘤形成梗阻和食管上段扩张有关。③胸背部疼痛，多为在吞咽时出现的持续性疼痛，与肿瘤的外侵有关。④恶病质，晚期可出现消瘦、贫血、脱水等全身症状。

（2）特殊检查.

1）食管镜检查。食管癌诊断中最重要的手段之一，对于食管癌的定性定位诊断和手术方案的选择有重要的作用。食管镜可以直观地观察食管病变情况，可以发现微小的隆起、糜烂或充血，并表面取材活检，用于细胞学诊断。

2）上消化道造影。食管吞钡造影可显示食管病变的范围以及食管的动度，病变多呈黏膜破坏，充盈缺损。

3）胸部增强 CT。可以补充食管内镜检查、上消化道造影的检查结果。食管癌可表现为管腔内软组织肿块，食管壁不规则增厚，管腔狭窄等。CT可以确定食管肿瘤的大小和外侵情况，对手术选择有一定指导意义。

4）超声内镜。可以了解食管壁的各层结构及食管和胃腔外的淋巴结情况，有利于判断肿瘤侵蚀的范围和深度。

5）PET。在追踪远处转移及淋巴结转移方面，PET 优于一般诊断，但无法确定肿瘤侵犯食管壁的厚度。

（3）诊断要点。

1）高危因素。食管癌高发区，年龄在 40 岁以上，有肿瘤家族史或者有食管癌的癌前疾病或癌前病变者。

2）病史。有典型的进行性吞咽困难症状。

3）辅助检查。影像学检查阳性发现。

4）食管镜。可取活检，经病理证实后获得组织学确诊。

（4）鉴别诊断。食管癌一般与下列疾病进行鉴别，如反流性食管炎、食管裂孔疝、食管憩室、外压性食管梗阻、食管良性肿瘤（食管平滑肌瘤好发）等。通过病史、影像学检查可以做出诊断，必要时可行食管镜检查加活检。

3. 治疗

食管癌一旦确诊，无明显手术禁忌，均应积极手术治疗。早期病例通过手术切除可获得完全治愈。中晚期病例将食管肿瘤切除并重建消化道后，仍可从中获益。

（1）食管癌根治性切除。

1）手术方式的选择。传统的食管癌根治手术以开胸手术为主，手术创伤大，术后恢复时间长，手术风险较大；胸腔镜下食管癌切除已经被部分技术先进的医院所采用，手术创伤、术后恢复时间均较开胸手术明显降低，但是食管位于后纵隔，胸腔镜下食管的暴露较开放手术更为困难，技术要求更高。

2）手术径路的选择。①经左胸食管癌切除：包括左后外侧一切口、左侧胸腹联合切口等术式，适用于胸中下段食管癌以及贲门癌。经左胸术式主动脉显露良好，胃的游离、中下段食管周围淋巴结的清扫较为方便，但不适于弓后和弓上病变，不便于清扫上纵隔淋巴结。②经右胸食管癌切除：包括右后外侧剖胸切口＋腹正中切口，右后外侧剖胸切口＋腹正中切口＋颈部切口等术式。经右胸术式无主动脉遮挡，游离食管较为方便，不切开膈肌，并可对食管周围淋巴结做更为细致、完全地清扫，术后生存率据文献统计优于左胸径路，是近年来更加主张采用的术式。

3）重建消化道器官的选择。①胃：胃与食管相接，血供良好，韧性、抗牵拉性好，与食管黏膜上皮有良好的相容性，是最常用的替代器官。可行全胃或管状胃替代，利用切割闭合器制作管状胃可减轻术后反流，减少胸腔容积的占用。②空肠：空肠血供丰富，但血管弓短，仅适用于贲门癌全胃切除后的食管替代。③结肠：结肠长度充足，移植后胃处于腹中，消化、营养维持较好，但手术操作复杂。④重建消化道径路：包括食管床、胸内、胸骨后隧道以及胸前皮下隧道等途径，其中食管床、胸内途径最为常见。

4）系统性淋巴结清扫。为提高患者术后 5 年生存率，也为食管癌的准确分期提供依据。目前主要采用的有食管癌二野淋巴结清扫以及三野淋巴结清扫，二野淋巴结清扫包括上腹部、中下纵隔及上纵隔淋巴结清扫，三野淋巴结清扫较二野加做颈部淋巴结清扫。

（2）姑息性手术。晚期食管癌丧失根治机会，但可以通过姑息性手术解决进食困难等症状，并为放射治疗和药物治疗提供机会，包括食管癌腔内置管术、胃或空肠造瘘术、食管转流吻合。

（3）放射或化学药物治疗。食管鳞状细胞癌对放射治疗比较敏感，术前放疗可缩小肿瘤体积并提高切除率，但是对术后生存期无明显受益；术后放疗可延缓患者生命。化疗药物治疗食管癌效果不尽理想。

第七节 法洛四联征

法洛四联征是最常见的先天性发绀型心脏病，系复合畸形，包括肺动脉口狭窄、室间隔缺损、升主动脉骑跨和右心室肥厚。由于肺动脉口狭窄造成血流入肺的障碍，而肺的侧支循环增多，同时又使右心室压力增高，心肌肥厚，血液分流到体循环血量增多；室间隔缺损引起由左向右分流，但随右心室压力增高而减少由左向右的分流。主动脉的右跨使右心室血分流入主动脉，产生由右向左分流，且逐渐加重，动静脉血在主动脉混合被送至体循环，造成全身缺氧，出现发绀和红细胞代偿性增多。左心发育差，左心功能不全，右心负荷重，且随年龄的增长日益加重，最终导致心力衰竭。

1. 临床表现

（1）症状。与大多数非发绀型先天性心脏病相比，法洛四联征很少没有症状。患者自幼出现进行性发绀，活动后易有气促，活动能力降低，常采取下蹲位休息，该现象在儿童患者尤为常见，是具有特征性的一种表现；部分患儿因严重缺氧出现昏厥、抽搐。

（2）体格检查。多见患儿瘦小，有口唇、黏膜和甲床发绀，舌色深蓝，有杵状指（趾），胸前区心脏搏动增强、胸骨左缘第2、第3肋间可听到收缩期吹风样杂音；有时可触及震颤，部分患者由于肺动脉口狭窄严重可听不到此杂音。肺动脉瓣区第二音减弱或消失，但亦可听至单一而响亮的主动脉瓣第二音。

2. 诊断要点

（1）临床表现。有一定的特征性，一般不难诊断。

（2）心电图检查。电轴右偏、右心室肥厚和劳损、右心房扩大波型。

（3）X线检查。肺血流量减少，肺门影小，肺动脉段不突或凹陷，右心室增大，心尖上翘。后前位显示"靴状心"。

（4）超声心动图检查。右心室壁增厚，右心室流出道、瓣膜、肺动脉狭窄，主动脉右跨，其前壁及室间隔的连续性中断，多普勒超声检查证实右向左分流。

（5）右心导管造影检查。右心室压力增高而肺动脉压力低，并可发现肺动脉口狭窄的部位、程度。右心造影时，主动脉和肺动脉同时显影，造影药经室间隔缺损进入左心室。

（6）血常规检查。红细胞和血红蛋白明显升高。

（7）鉴别诊断。法洛三联征（即肺动脉口狭窄房间隔缺损伴发有右向左分流时），左向右分流的先天性心脏病晚期有发绀者（即艾森曼格综合征），完全性大血管错位等。鉴别主要依赖超声心动图及心导管造影。

3. 治疗

手术治疗是本病唯一有效的方法，手术方式包括分流术和根治术。

（1）分流术。仅能缓解动脉缺氧，但对右心流出道的梗阻并无益处，甚至随血流动力学的变化反而升高，适合于肺动脉分支纤细或左室舒张末期容量指小于 $30ml/m^2$ 体表面积者。有多种手术方式。①锁骨下动脉与肺动脉吻合术。②降主动脉与左肺动脉吻合术。③升主动脉与右肺动脉吻合术。④上腔静脉与右肺动脉吻合术。⑤升主动脉与肺动脉干架桥分流术。

（2）根治术。同时解除肺动脉口狭窄和修补室间隔缺损，术后心脏畸形可得到彻底纠正，血流动力学基本上恢复正常，症状消失，运动耐力增强。

手术应选择发育良好的肺动脉，主动脉与肺动脉的直径比应大于1.0：0.3，且年龄为2岁以上者。但对1岁以内的婴儿缺氧严重者，应先行分流术。具体手术步骤：包括右心室流出道的疏通、心室间隔缺损的修补、右心室流出道及肺动脉成形和并发畸形的纠正。

第八节　冠心病

冠状动脉粥样硬化性心脏病简称为冠心病，是中老年人的常见病。随着生活水平的提高和平均寿命的延长，我国冠心病的发病率正在逐渐上升，目前已成为严重影响劳动力和威胁生命的主要疾病之一。外科治疗的目的是通过手术重建冠状动脉的血液循环，对因冠状动脉狭窄所致的缺血的心肌提供足量的氧合血，从而缓解症状，改善因心肌缺血而受到损害的心功能，恢复劳动能力，并能延长重症患者的生命。

冠心病的主要病变是冠状动脉内膜脂质沉着，局部结缔组织增生，纤维化或钙化，形成粥样硬化斑块，造成管腔壁增厚，管腔狭窄或阻塞，由此引起血液供应不足，心肌缺氧，临床上可出现心绞痛，心肌梗死和心律失常，甚至发生猝死。心肌梗死后可并发室壁瘤、室间隔穿孔、室壁穿孔和急性二尖瓣关闭不全。当冠状动脉狭窄超过50%时，心肌供血就会发生有害的影响，临床上可出现明显症状。但是临床症状和阻塞血管的支数之间没有一定的关系。

1. 临床表现

主要是心绞痛。典型的心绞痛是在劳动后突然感觉心前区绞痛或胸骨后压榨感，持续时间一般为2～3分钟，疼痛可向左肩部、左前臂放射。病情加重，心绞痛发作次数可增多，持续时间可延长，休息时也发作。急性心肌梗死时，患者感到心前区疼痛剧烈，持续时间延长。并可伴有恶心、呕吐、大汗淋漓、血压降低、心力衰竭、心律失常等。

2. 诊断要点

（1）临床表现。根据典型的病史和临床表现。

（2）心电图检查。最常见为心肌缺血的表现，如 ST 段改变、T 波倒置，尤以心绞痛发作时或运动负荷试验后为明显；部分患者可伴有室性心律失常及传导阻滞。

（3）X 线检查。无特异性，只有在心力衰竭时出现心影增大和肺淤血改变。

（4）超声心动图检查。可见冠状动脉的起始部或近端的管壁增厚，管腔狭窄。病变所支配的室壁或室间隔呈节段性运动减弱，其周围组织呈代偿性运动增强。后期，病变室壁厚度变薄。

（5）选择性冠状动脉造影检查。可明确诊断，了解冠状动脉狭窄的部位、范围、程度及其远端的血管情况。

（6）左心室造影检查。了解心室腔大小、射血分数和心室各段收缩功能，是否有并存室壁瘤、二尖瓣关闭不全及室间隔穿孔，测量左心室舒张末压可反映左心室功能。

3. 治疗

冠心病的根本解决寄希望于预防医学。近年来，冠心病的内科治疗，如心血管介入治疗的兴起与发展，特别是溶栓治疗、经皮冠状动脉球囊扩张、经皮冠状动脉斑块旋切术、经皮冠状动脉腔内斑块旋磨术、经皮冠状动脉激光成形术及经皮冠状动脉内支架术治疗等都已取得了长足的进步。但是，仍有不少患者经合理的内科治疗下症状不能控制，甚至病情恶化。因此当病情发展到一定阶段而且内科治疗不能奏效时，应考虑外科手术治疗。

（1）手术适应证。①顽固性心绞痛。经内科治疗不能控制，经冠状动脉造影显示左前降支，回旋支，右冠状动脉的近端至少有一支血管腔狭窄

>70%，而梗阻远端的血管管径≥ 1mm 者。②冠状动脉造影。显示三支管腔狭窄＞ 50%，而左心室射血分数一般不少于 0.3。③左冠状动脉主干管腔狭窄＞ 50%，不论有无症状，均应及早手术。④介入治疗出现并发症，如导管球囊扩张术时发生并发症，冠状动脉破裂出血或血栓栓塞，需做急诊搭桥术。⑤心肌梗死后并发症，如室壁瘤、室间隔穿孔、二尖瓣关闭不全，并伴有心绞痛或心力衰竭者。

（2）常用手术方法。①冠状动脉旁路移植术。方法主要有 2 种，一种是大隐静脉旁路移植术，此法应用早并且普遍，即将自体大隐静脉移植于升主动脉与冠状动脉狭窄段远端。其优点是取材方便，不受长短限制，口径较大，血流量多，手术操作方便；缺点是静脉管壁较薄，承受动脉压力的血流后容易增厚阻塞，影响远期效果。另一种是胸廓内动脉旁路移植术，即将游离的带蒂胸廓内动脉与冠状动脉梗阻段远端吻合。优点是仅将动脉移位引流，旁路本身具有血液供应，能长期保持血流通畅，且只需做 1 个吻合口；缺点是仅左右两根可供利用，管径较小，不能增大血流量，长度受限，应用范围因而受限，技术要求较高。另有桡动脉旁路移植术。②冠状动脉内膜剥脱术。适应于单独而较短的内膜斑块，堵塞冠状动脉近端的管腔，远端血液循环较好，左心功能耐受手术者。此外，对于心肌梗死后的并发症如室壁瘤、乳头肌、腱索断裂产生的急性二尖瓣关闭不全，室间隔穿孔等，在心脏功能及全身条件允许时，亦应考虑施行相应的手术。

第四章

泌尿外科疾病

第一节　尿路感染

一、上尿路感染

（一）急性肾盂肾炎

肾盂和肾实质的急性细菌性炎症，致病菌主要为大肠杆菌。上行感染多见，女性多见。

1. 临床表现

（1）发热：突发寒战、高热，伴头痛、全身痛以及恶心、呕吐。

（2）腰痛：单侧或双侧，明显的肾压痛、肋脊角叩痛。

（3）膀胱刺激症状。

2. 诊断

典型临床表现，尿液检查有白细胞、红细胞、蛋白、管型和细菌，尿细菌培养每毫升尿有菌落 105 以上，血白细胞计数升高，中性粒细胞增多明显。

3. 治疗

（1）全身治疗：卧床休息，输液、多饮水，注意饮食。

（2）抗菌药物治疗。

（3）对症治疗：碱性药物；钙离子通道拮抗药。

（二）肾积脓

肾实质感染所致广泛的化脓性病变，或尿路梗阻后肾盂肾盏积水、感染而形成一个积聚脓液的囊腔。致病菌有革兰阳性球菌和革兰阴性杆菌或结核杆菌。

1. 临床表现

主要为全身感染症状，病程长者可消瘦、贫血。

2. 诊断

膀胱镜检查可见患侧输尿管口喷脓尿。B超显示为肾盂积脓。排泄性尿路造影或放射性核素肾图提示患侧肾功能减退或丧失。

3. 治疗

行脓肾造瘘术。如患肾功能丧失，对侧肾功能正常，作患肾切除术。

二、下尿路感染

（一）急性细菌性膀胱炎

女性多见，多为上行感染。致病菌多数为大肠杆菌。

1. 病理

浅表膀胱炎症多见，以尿道内口及膀胱三角最明显。炎症有自愈倾向。

2. 临床表现

（1）发病突然，有尿痛、尿频、尿急，常见终末血尿，可有急迫性尿失禁。

（2）全身症状不明显，体温正常或仅有低热。

（3）女性常与经期、性交有关；男性如有慢性前列腺炎，可在性交或饮酒后诱发。

3. 诊断

（1）耻骨上膀胱区可有压痛。男性可并发附睾炎，附睾痛；尿道炎，可有尿道脓性分泌物。女性可能有阴道炎、尿道炎、膀胱脱垂或憩室，处女膜及尿道口畸形，尿道旁腺感染积脓。

（2）实验室检查，尿液中白细胞增多。尿菌落计数和药物敏感试验，可获阳性结果。

（3）须与其他以排尿改变为主要症状的疾病鉴别。

4. 治疗

多饮水，口服碳酸氢钠碱化尿液，应用抗菌药物。

（二）慢性细菌性膀胱炎

常是上尿路急性感染的迁移或慢性感染所致。

1. 临床表现

反复发作或持续存在尿频、尿急、尿痛，膀胱区不适，膀胱充盈时疼痛明显。尿液混浊。

2. 诊断

必须考虑反复发作或持续存在的原因。

（1）男性应作直肠指检了解前列腺有无病变，并作阴囊、阴茎、尿道口检查。女性应了解尿道外口、处女膜有无畸形，有无宫颈炎、阴道炎或前庭腺炎等。

（2）实验室检查：尿中少量白细胞。尿培养可阳性。

3. 治疗

应用抗菌药物，保持排尿通畅，处理诱发尿路感染的病因，必要时手术纠正。

（三）尿道炎

Ⅰ. 淋菌性尿道炎

由淋球菌引起，常累及泌尿、生殖系的黏膜。主要由性接触直接传播。

1. 临床表现

①经过 2～5 天潜伏期发病。②感染初期尿道口黏膜红肿、发痒和轻微刺痛。尿道排出多量脓性分泌物，排尿不适。③病情发展黏膜红肿延伸到前尿道全部，阴茎肿胀，尿频、尿急、尿痛明显。两侧腹股沟淋巴结呈急性炎症反应。

2. 诊断

①有典型的临床表现及丕洁性交史。②尿道分泌物涂片可找到革兰阴性双球菌。尿三杯试验以第一杯脓尿最明显。

3. 治疗

以青霉素类药物为主。

Ⅱ.非淋菌性尿道炎

在性传播性疾病中占第 1 位，病原体以沙眼衣原体或支原体为主。

1. 临床表现

①一般在感染后 1 ～ 5 周发病。②尿道刺痒、尿痛和分泌少量白色稀薄液体，或仅为痂膜封口或裤裆污秽，常见于晨间。③男性可侵犯附睾引起急性附睾炎，导致男性不育。

2. 诊断

①典型的临床表现及不洁性行为的接触传染。②清晨排尿前取尿道分泌物培养。每高倍视野下见到 10 ～ 15 个多核白细胞，找到衣原体或支原体的包含体，无细胞内革兰阴性双球菌，可与淋菌性尿道炎相鉴别。

3. 治疗

应用米诺环素（美满霉素）、红霉素，性伴侣应同时治疗。

一、上尿路结石

上尿路结石包括肾和输尿管结石。肾结石患者男性多于女性，多在青壮年，21～50岁患者占83.2%。左右侧发病相似，双侧占10%。输尿管结石90%以上是在肾内形成而进入输尿管的，男性多于女性，20～40岁发病率最高，双侧发病数相等，双侧结石约占5%。输尿管结石成分和肾结石一样，但其外形多呈枣核或椭圆形。

1. 临床表现

（1）症状。上尿路结石的症状个体差异颇大，症状主要是由结石本身所致的局部刺激、梗阻、继发感染及肾尿液引流阻碍所引起，临床症状可有下列8种表现。

1）无症状。结石患者可以无症状，有的患者肾结石很大，甚至已呈鹿角状，也无疼痛和其他不适。这些患者常常在正常体检时B超发现或做胸部或腹部X线检查，或其他原因做泌尿系统检查时被发现。

2）疼痛。这是多数患者的常见症状，肾和输尿管结石可以引起腰部钝痛和肾绞痛。疼痛多数发生在患侧，极少数患者可出现结石患侧无疼痛，而对侧有反射痛，诊断上易发生混淆，应引起注意。①肾区钝痛：肾区钝性疼痛因症状轻微常不引起重视，这种钝痛常固定于患侧脊肋角或肾区部位，暗示可能存在尿路梗阻病变。②肾绞痛：肾绞痛又称输尿管绞痛，常可由肾结石和输尿管结石引起肾盂或输尿管平滑肌痉挛或管腔急性部分梗阻所致。表现为突然发作的脊肋角区剧烈疼痛，呈刀割样。发作时患者常辗转不安，屈腿压腹，呻吟不止。疼痛常起始于一侧脊肋角或上腹部，常放射至患侧下腹部、腹股沟及股内侧。疼痛发作时患者面色苍白、全身冷汗、脉搏快速微弱甚至血压下降，体温正常或稍高，常伴有恶心、呕吐和腹胀。肾绞痛发作时间短者数分钟，长者达数小时，一旦痉挛或梗阻解除，绞痛症状可自行缓解。绞痛症状缓解后患者常呈精疲力竭极度虚弱状态，并常有多尿。

3）血尿。血尿是肾和输尿管结石的另一常见症状，血尿可为肉眼血尿或镜下血尿。在肾绞痛发作后患者的尿液中常可找到不同数量的红细胞。有时在肾绞痛发作后的第 1 次排出的尿液中未见到红细胞，而在第 2 次排出的尿液中找到红细胞，这可能是由于输尿管的剧烈痉挛，上尿路的尿液尚未排入膀胱，故第 1 次尿标本未见红细胞。无血尿病例约占 20%。

4）感染引起的症状。有时尿结石仅表现为急性或慢性感染，如寒战、发热、腰痛、尿频、尿急和脓尿等，此时应仔细检查感染原因，方不致误诊。

5）部分患者可自行排出砂石或结石。

6）急性尿闭。这是少见但极为严重的上尿路结石的并发症，这也可能是某些尿结石患者的首发症状。完全性尿路梗阻时可产生这种症状。可能有下列几种情况引起完全尿路梗阻：两侧上尿路完全被结石梗阻，孤立肾或唯一有功能的上尿路梗阻，一侧上尿路被结石梗阻而另一侧正常肾脏发生反射性尿闭。

7）膀胱刺激症状。近膀胱的输尿管下段结石和膀胱结石常有这种症状，后者除膀胱刺激症状外常伴有排尿困难和尿线中断，而前者常先有多次肾绞痛病史，当结石下行至输尿管下段时出现尿急、尿频和尿痛症状，除非有并发感染，尿液白细胞增多在这种情况是不明显的。

8）肾功能不全症状。一侧肾和输尿管结石的梗阻，可引起一侧肾积水和进行性肾功能减退，如双侧肾和输尿管结石或孤立肾的上尿路结石引起梗阻，最终将可能发展为尿毒症。

（2）体征。上尿路结石局部体征主要有肾区叩击痛和脊肋角压痛。伴有肾区积水时，在肾区可扪及肿块，肿块随肾盂积水的大小而异。当伴有炎症时，肾活动受限，且压痛、叩击痛明显。在腹部一般扪不到输尿管结石，但当结石位于输尿管下段近膀胱时，男性可经直肠指诊，已婚妇女可经阴道指检时扪到。

当伴有肾功能不全时可出现各种不同程度的氮质血症表现，如贫血、水肿、血压升高及代谢性酸中毒的表现。由痛风、原发性甲状旁腺功能亢进引起的结石有原发病全身表现。

2. 实验室检查

（1）尿液检查。蛋白微量，有多量红细胞、白细胞和结晶。尿结晶检查对判断某些类型结石有特殊意义，常见的有草酸钙、磷酸钙和尿酸结晶。

（2）尿培养。继发感染者有细菌生长。

（3）其他。对于双肾复发性结石，可通过血清钙、磷及24小时尿钙、磷测定排除甲状旁腺功能亢进，必要时做钙负荷试验、快速输钙试验和肾小管磷回收试验。血清尿酸的测定有助于排除尿酸结石。血清电解质、二氧化碳结合力、尿素氮和肌酐的测定对肾功能的评估有重要作用。

3. 结石成分分析

当获得患者自行排出或以前手术取出的结石时，应做结石成分分析，以明确结石类型，这对尿石症的诊断和防治均有重要意义。

肉眼观察，草酸钙或草酸钙磷酸钙混合石表面呈桑葚样，或为星状突起，多被血染成褐色，质较硬；磷酸镁铵磷酸钙混合石呈白色，表面粗糙，常为鹿角形，质较脆；尿酸结石表面光滑或粗糙，呈黄色或褐色：胱氨酸结石表面光滑为黄蜡样，质地坚硬。必要时，应做结石化学定性分析。

4. 特殊检查

（1）X线检查。95%以上的患者腹部平片肾区显示结石阴影，在侧位片上，其与腰椎重叠或在椎体前缘2cm以内，形态可为圆形、卵圆形、桑葚形或鹿角形。结石各种成分在X线片上的致密度从高到低为：草酸→磷酸钙→磷酸镁铵→胱氨酸→尿酸，结石附近的骨皮质致密度约相似于磷酸钙的致密度。

排泄性尿路造影，可以了解肾盏、肾盂形态及肾功能状态，有助于判定肾内（外）肾盂类型、肾盂输尿管连接部狭窄、多囊肾碎铁形肾、海绵肾及肾积水等。排泄性尿路造影到目前为止对尿路结石患者来说仍是最有效、最有价值的基本检查方法。做这种检查之前应先做腹部平片及检查肾功能。泌尿系结石患者如果不常规先摄X线平片，而直接做泌尿系造影，则结石阴影可能被造影剂遮盖而遗漏结石的诊断。输尿管结石梗阻患者在造影片上可见肾或输尿管周围造影剂外渗的影像，其原因是梗阻后引起的腔道内压力升高所致。输尿管结石梗阻患者在造影片上可见肾或输尿管周围造影剂外渗的影像，其原因是梗阻后引起的腔道内压力升高所致。对轻度肾功能不全病例采用双倍剂量或大剂量及延缓造影，常有助于尿路更好地显影。

经膀胱镜输尿管插管逆行造影不作为常规检查，但经腹部平片及排泄性尿路造影不能确诊、高度怀疑的上尿路结石，尤其是透X线结石，经膀胱镜输尿管插管逆行造影是最佳检查手段。

（2）B超。B超检查有助于对囊性、占位性、积水、结石等病变的鉴别诊断，特别是对X线不显影的尿酸结石意义更大。B超应与其他检查方法配合应用。

（3）放射性核素扫描及肾图放射性核素扫描。不仅可显示结石，而且也能确定肾功能损害的程度，肾图提示有无梗阻。

（4）CT。CT目前为诊断泌尿系结石的常用检查手段，而对X线检查阴性结石或者怀疑合并肾肿瘤者有重要的诊断价值，其同样有助于结石或血块的鉴别。

（5）肾动脉造影。仅个别患者需要做肾动脉造影检查，如先天性蹄铁形肾或融合肾并发结石拟行手术取石时，肾动脉造影可显示畸形动脉，有助于拟定手术方案。

（6）MRI。结石在磁共振扫描不能成像，故不宜用于结石病的诊断。

5. 鉴别诊断

（1）急性胆绞痛。表现为突然发作的右上腹疼痛，易于与右侧肾绞痛相混淆。但有右上腹局限性压痛、反跳痛及腹肌紧张，可触及肿大的胆囊，墨菲征阳性；尿液常规检查无异常发现。

（2）急性阑尾炎。表现为右下腹疼痛，须与肾绞痛时下腹部的放射性疼痛相鉴别。但可伴发热，压痛部位局限，右下腹麦氏点压痛、反跳痛及肌紧张，罗符辛征阳性；尿液检查一般无异常发现；尿路平片无结石影像：放射性核素肾图和肾超声检查也无结石征象。

（3）肾盂肾炎。可表现为腰痛及血尿症状。但多见于女性，无发作性疼痛或活动后疼痛加重的病史。尿液检查可以发现多量蛋白、脓细胞及管型。尿路平片肾区无结石影像，超声检查无强回声光点及声影。

（4）肾结核。可表现为血尿及病肾钙化灶。但有明显的膀胱刺激症状，多为终末血尿；尿路平片上钙化影像分布于肾实质，呈不规则斑块状，密度不均匀。

（5）肾、输尿管癌。表现为腰痛、血尿，尿路平片亦可出现钙化影像，有时与本病相混淆。但为无痛性肉眼血尿，常混有血块。尿路平片上钙化局限于肿瘤区，呈大小不等的斑点状或螺旋状。排泄性尿路造影示肾盂、肾盏或输尿管受压、变形、易位或缺失，或者肾脏不显影。

（6）海绵肾。尿路平片可出现钙化影像，但其为多发的小结石，位于锥体囊性扩张的乳头管和集合管内，呈簇状或放射状排列。排泄性尿路造影可见肾小盏周围多发梭形小囊，呈葡萄串样排列，病变多为双侧。

（7）腹腔内淋巴结钙化。钙化一般为多发、散在，且靠近脊柱，很少局限于肾区，其密度不均匀，呈斑点状。排泄性尿路造影肾盂、肾盏形态正常，侧位片位于肾区阴影之外。

（8）肾盂血块。在排泄性尿路造影肾盂表现不规则的充盈缺损。可在2～3周后复查，充盈缺损可以缩小或消失。

（9）卵巢破裂。多发生在生育期年龄，突然发生下腹部剧痛，应注意与输尿管结石鉴别。该病多在月经前发病，突然发生剧痛，短时间后呈持续性坠痛。由于内出血，有休克症状。检查下腹部，有轻度触痛，重者触痛明显且有反跳痛。尿液检查多正常，泌尿系平片可帮助鉴别诊断。

（10）宫外孕。宫外孕多为输卵管妊娠破裂。有突然下腹部剧痛。但宫外孕有闭经史及失血症状，下腹部有腹膜刺激征，妇科检查有相应体征。尿液检查及泌尿系平片可帮助鉴别诊断。

6. 治疗

上尿路结石治疗的主要目的是解除梗阻，保护肾脏功能，排出结石并防止其复发。大多数结石是全身代谢紊乱的表现，因此取出或排出结石后，应进行结石成分分析，寻找结石病因，根据每个患者的具体情况，制订治疗方案。

（1）保守治疗。适用于结石直径＜0.6cm，光滑，无尿路梗阻及感染，肾功能正常，多发或复发性的小结石。

1）一般治疗。大量饮水可以降低尿内形成结石无机盐的浓度，减少沉淀成石的机会，也有利于感染的引流。应保持每日尿量在2000～3000ml或

3000ml 以上。适当运动，改变睡觉姿势，可促进小结石排出。根据结石成分，合理调整饮食，避免过多食用含结石成分的食物。结石伴发感染时，根据细菌培养及药物敏感试验合理选用抗菌药物。

在肾绞痛发作时应首先解除痛苦。剧烈的肾绞痛、腹胀、恶心及呕吐，在输液、局部热敷、注射解痉止痛药物后可缓解。采用的药物有解痉剂，如颠茄合剂 10ml，每天 3 次、黄体酮 20mg 肌内注射、吲哚美辛（消炎痛）25mg，每天 3 次或硝苯地平（心痛定）10mg，每天 3 次，疼痛剧烈者可用止痛栓塞肛，或布桂嗪（强痛定）2ml 肌内注射，如症状无好转，每 4 小时可重复一次。对麻醉类药物如哌替啶、吗啡宜慎用。

2）病因治疗。未解除病因的上尿量结石，无论采取何种方式取出或排出结石，复发率与随诊期成正比，因此寻找结石的病因及其治疗是极重要的。如原发性甲状旁腺功能亢进患者，应先治疗甲状旁腺病变；尿酸结石患者应控制高尿酸尿及可能存在的高尿酸血症；感染性结石，无论在手术或体外冲击波碎石治疗后，均应长期使用尿培养生长细菌敏感的抗菌药物，以控制感染的扩散。

3）药物治疗。对某些类型的结石甚至可以达到消石的目的。如由原发性高尿钙引起的含钙结石，服用氢氯噻嗪（双氢克尿噻），防止结石复发有效率 90%；尿酸结石患者可口服枸橼酸钾等药物碱化尿液，服用别嘌呤醇降低尿酸含量；胱氨酸结石患者除碱化尿液外，服用 D 青霉胺可降低尿内的胱氨酸水平；而感染性结石则需要服用氯化铵酸化尿液。

（2）体外冲击波碎石（ESWL）。直径＜2cm 的肾输尿管结石，均可行 ESWL 治疗。但有心脏疾患、全身出血性疾患、结石以下尿路存在器质性梗阻病变和尿路有急性感染者，不宜采用 ESWL 治疗。治疗前要做血、尿常规，肝、肾功能和出凝血时间检查，同时拍摄腹部平片和排泄性尿路造影，以了解结石的部位、大小及数目，以及结石造成尿路梗阻的程度及肾功能状况，若疑有结石以下尿路有梗阻，则需行膀胱镜检、输尿管逆行插管造影。ESWL 的并发症有血尿、绞痛、发热、皮肤损伤、肾周围血肿等，因此ESWL 术后应鼓励患者多饮水，止血、抗感染治疗，促进结石排出等。术后3、7 天拍腹部平片，观察结石排出情况，了解碎石治疗后有无残余结石及结石的部位、大小、密度以及是否形成石街等，如结石长期不能排出要及时处理。远期随访内容包括有无结石复发、肾功能和血压变化等。

（3）手术治疗。

1）非开放手术治疗。经皮肾镜取石或碎石术：经皮肾镜取石适用于肾盂、肾盏、上段输尿管结石（输尿管上段 L4 椎体以上），乃至肾盏憩室内的结石均可取出。对再次手术、残余结石及有活跃性代谢疾病时尤为适宜。目前PCNL 技术发展较为完善，已逐步成为上尿路结石治疗的"金标准"。

①输尿管肾镜取石或碎石术：采用此法对位于输尿管中、下段的结石易于取出，位于输尿管上段的结石在操作中易使之推入肾盂而导致取石失败。对结石以下尿路有器质性梗阻病变者，特别是前列腺增生患者、全身性出血性疾患及尿路有急性炎症者不宜采用此法。

②输尿管软镜取石或碎石术：采用此法对于输尿管、肾脏结石都可进行治疗。缺点是价格昂贵，对肾下盏结石处理困难。

③腹腔镜输尿管、肾盂切开取石：相对应用较少，只有少数情况如腹腔镜行其他手术的同时，顺带取石。

2）开放手术。适应证：① ESWL、URS 和（或）PCNL 作为肾结石治疗方式存在禁忌证。② ESWL、PCNL、URS 手术治疗失败，或上述治疗方式出现并发症需开放手术处理。③存在同时需要开放手术处理的疾病，例如肾内集合系统解剖异常、漏斗部狭窄、肾盂输尿管交界处梗阻或狭窄、肾脏下垂伴旋转不良等。手术方式：①单纯性肾盂或肾窦内肾盂切开取石术。②肾盂肾实质联合切开取石术。③无萎缩性肾实质切开取石术。④放射状肾实质切开取石术。⑤肾脏部分切除和全切除术。

　　3）手术治疗原则。①双侧肾结石，根据结石情况和肾功能决定。原则上应尽可能保留肾脏。一般先处理伴有梗阻的一侧，在梗阻侧肾脏无结石或经过一段时间的恢复后再开始治疗对侧肾结石。若肾功能极坏，梗阻严重，全身情况差，宜先行经皮肾造瘘，待情况改善后再处理结石。②双侧上尿路结石或孤立肾上尿路结石梗阻引起急性完全性梗阻无尿时，在明确诊断后，若全身情况允许，应及时施行手术；若病情严重不能胜任手术，可试行输尿管插管，若能通过结石，可留置导管引流；亦可行经皮肾造瘘，待病情好转后再手术。③双侧肾及输尿管结石，先处理发生急性梗阻的一侧；总肾功能尚好但分侧肾功能较差时，先处理损害较重的一侧；总肾功能及分侧肾功能均差时，应先处理损害较轻的一侧。双侧结石合并肾功能不全及双侧肾脏损害均较严重时，宜双侧同时手术或一侧手术取石，另一侧肾穿刺造瘘引流尿液，使双侧梗阻都能得到解除，以尽可能地使肾功能得到改善。④肾结石及同侧输尿管结石，先治疗输尿管结石，待输尿管结石梗阻解除后再处理肾结石。如输尿管结石小，且为不全梗阻，ESWL 粉碎顺利及肾结石又不大时也可同时处理。⑤一侧输尿管结石，对侧肾结石，先处理输尿管结石。⑥双侧输尿管结石，先处理梗阻严重侧；条件允许，可同时取出双侧结石。

二、下尿路结石

　　下尿路结石包括膀胱和尿道结石，近年来发病率有减弱趋势。本节以膀胱结石为例来阐述。

　　在经济发达的地区膀胱结石常见于一些高龄的患者；在一些经济不发达的地区则多见于儿童，且男性多于女性，与低蛋白及磷酸盐饮食有关。气候炎热、腹泻脱水亦有助于膀胱结石的形成。除某些地方性膀胱结石主要成分是尿酸盐外，继发性膀胱结石是多种因素的结果，男性与泌尿系梗阻和反复的尿路感染有关。前列腺增生、尿道狭窄所导致的尿路梗阻，神经源性膀胱功能阻碍所引起的尿路感染，长期留置导尿管，因尿液潴留，组织脱落和尿钙的沉积物等均易产生结石。也有一部分膀胱结石来自于肾脏和输尿管。膀胱结石的组成取决于尿液的 pH 和尿液的成石因素。

1. 诊断

（1）临床表现。

1）症状。膀胱结石的症状是排尿困难、血尿和排尿疼痛。结石在膀胱内活动时，则排尿困难的症状时轻时重，有时排尿至中途因结石堵塞尿道内口而突然中断，必须改变体位，如卧床后才能继续排出，结石较大者这种症状更为显著。小儿患者常用手搓拉阴茎，哭闹叫喊，表现极为痛苦，可伴有直肠脱出。结石对膀胱黏膜的刺激及其引起的膀胱炎使患者的排尿次数频繁，同时因造成黏膜损伤和溃疡，可以发生血尿，最初常表现为终末血尿。

膀胱结石几乎均引起继发感染，患者有脓尿，感染严重时原有的症状都加重。但极少数梗阻可引起输尿管、肾积水或引起肾盂肾炎，以致肾功能减退。长期膀胱刺激可引起膀胱鳞状上皮癌等严重并发症。有时有排砂石史。

2）体征。膀胱结石的阳性体征较少，体格检查时，很少发现局部异常。排空膀胱后，行直肠或阴道和耻骨上双合诊检查可触及结石。

（2）实验室检查。尿液常规检查尿中有红细胞和白细胞、结石晶体。

（3）特殊检查。

1）X 线检查。膀胱区平片能看到不透光的结石阴影。由于膀胱结石也可来自于上泌尿系统，在膀胱内逐渐增大，因此 X 线检查时，平片应包括肾、输尿管和膀胱。

2）B超检查。可以探到结石，并能明确结石的大小、数目和形状。

3）金属尿道探杆检查。探杆可碰到结石并有碰撞声。

4）膀胱镜检查。在膀胱镜下能直接看到结石的大小和数目，还可以了解有无膀胱憩室、前列腺增生和其他病变。确定结石的诊断后均需寻找其发生原因，如先天性病变、前列腺增生、尿道狭窄、神经性膀胱功能障碍、憩室及各种异物等。

（4）鉴别诊断。

1）膀胱异物。有膀胱异物置入的病史。但多掩盖病史，需仔细询问。膀胱镜检查是主要鉴别手段，可以直接看到异物的性质、形状和大小。膀胱区平片对不透光的异物有鉴别诊断价值。

2）前列腺增生。前列腺增生发生于老年人，排尿困难的病史长，逐渐加重，开始尿线细而无力。渐成滴沥以致发生尿潴留。不似膀胱结石那样突然尿中断，排尿时剧痛。膀胱区平片没有不透光的阴影。膀胱造影见膀胱颈部有负影响膀胱内突入，膀胱颈抬高。直肠指诊可触及增大的前列腺体，中央沟消失。

3）后尿道瓣膜。常见于小儿，可有排尿困难。膀胱区平片无不透光阴影。但排尿期尿道造影，见瓣膜以上尿道扩张、增长，瓣膜以下尿道正常。尿道镜检查，可在后尿道看到瓣膜，呈活瓣样隔膜，多位于前壁。膀胱镜检查膀胱内无结石。

4）尿道结石。尿道结石常嵌顿于后尿道和舟状窝，后者可以触到。用金属探杆可以碰到结石，并有碰撞感。尿道前后位及斜位片可以看到不透光阴影，呈圆形或卵圆形，一般如花生米大小。

2. 治疗

膀胱结石的治疗原则是取出结石和消除形成结石的病因。具体治疗方法随结石的大小和伴随的疾病有所不同，目前采用的方法有机械碎石（非窥视下碎石和窥视下碎石）、液电碎石、气压弹道碎石及耻骨上膀胱切开取石术。尽管体外冲击波碎石也能治疗膀胱结石，但一般不主张用这种方法治疗。

（1）机械碎石术。方法有 2 种，即非窥视下碎石和窥视下碎石。前者能适用于较大结石，但需有正确的操作方法才能成功，目前因此法易造成严重并发症，已被废弃。后者碎石在窥视下进行，只适用于较小的结石。下列情况不宜行机械碎石术：年龄小不能放入碎石器械；结石坚硬且直径超过 2.0 ～ 2.5cm；膀胱容量太小；膀胱憩室内结石；膀胱出口有梗阻性病变如前列腺增生、膀胱颈纤维化等；严重泌尿系感染或一般情况极差不能经受手术操作者。

（2）经膀胱镜碎石术（液电、超声、激光气压碎石术）。适应证及禁忌证同机械碎石术，但疗效优于后者。

（3）耻骨上膀胱切开取石术。对于较大而坚硬的膀胱结石，或膀胱结石合并膀胱病变以及膀胱出口梗阻性病变如膀胱憩室结石、前列腺增生等，宜行开放性手术治疗，在取石的同时治疗梗阻性病变。对于直径在 2cm 以下的单发或多发膀胱结石，合并前列腺增生或膀胱颈纤维化的患者，可先在窥视下碎石，用 Ellik 冲洗器洗出碎石，然后做经尿道前列腺切除术或膀胱颈切开术。

前列腺增生症是老年男性的常见病，其发病率随年龄递增。国外一组尸检结果 40 岁以上的男性中 80% 有前列腺增生；80 岁以上者 95.5% 有前列腺增生。国内尚无大宗尸检的资料，但根据前列腺增生患者占泌尿外科住院患者的比例，可以看出，随着我国人均寿命的延长，前列腺增生症的发病数也明显增加。

1. 病理

McNeal 将前列腺分为周边区、中央区与移行区。前列腺增生主要发生于移行区与尿管周围区域，将腺体其余部分压迫形成所谓外科包膜。肉眼观增生结节切面苍白，其间有小梁交织，镜下可见增生结节内的腺泡由表层分泌细胞和基底层细胞覆盖，并可见新的或陈旧性梗死病变。有时有经腺管上行感染的蜂窝织炎、腺管阻塞引起的分泌物潴留，局灶性非典型增生、上皮化生等。超微结构则与正常前列腺无显著差别。

前列腺增生后引起膀胱出口梗阻，导致一系列的病理改变。先是膀胱受累，输尿管间嵴向两侧延伸，三角区后方及后外方出现小梁、小室。膀胱逼尿肌先为代偿性肥厚，如梗阻长期未能解除，逼尿肌失代偿，膀胱壁变薄，无张力而扩大，输尿管壁段可能缩短而出现反流，致肾积水及肾功能损害。

2. 临床表现

（1）尿频。尿频为最早期表现，先表现为夜间尿频，随之出现白天也尿频。而在后期膀胱逼尿肌失代偿后残余尿增多，有效容量减少，使尿频更为严重。

（2）排尿困难。渐进性排尿困难为此病最显著的特点。表现为排尿起始延缓，尿线细，射程不远，尿流中断，尿后滴沥等。此症状并不完全取决于前列腺体积的大小，也与增生部位有明显关系。除此之外，还有包膜与膀胱颈、腺体内平滑肌收缩与张力增加的动力性因素。

（3）血尿。前列腺黏膜上毛细血管充血及小血管扩张，并受到增大腺体的牵拉，膀胱收缩时可破裂出血。

（4）泌尿系感染。下尿路梗阻易致感染，尤其是长期尿潴留感染机会更大。

（5）肾功能损害。这是较晚期的症状。

3. 检查与诊断

（1）直肠指诊。直肠指诊是简单而重要的诊断方法。检查时应注意前列腺的大小、质地，表面是否光滑，有无结节，有无压痛，中央沟是否消失等。临床可按以下标准初步分度。

Ⅰ° 增生：腺体达正常 2 倍，估重 20～25g。

Ⅱ° 增生：腺体为正常 2～3 倍，中央沟可能消失，估重 25～50g。

Ⅲ° 增生：腺体为正常 3～4 倍，指诊刚能触及前列腺底部，中央沟消失，估重 50～75g。

Ⅳ° 增生：腺体超过正常 4 倍，手指不能触及前列腺底部，估重为 75g 以上。

但对以中叶增生为主者可能诊断不准确。

（2）超声波检查。有经直肠与经腹部超声 2 种方法，其中又以经直肠超声最准确，测出前列腺的三径线后，可按以下公式计算前列腺重量：

前列腺体积（cm^3）=0.52×［三径线（cm）之乘积］

将体积乘以比重 1.05（g/cm^3），即为前列腺重量（g）。

B 超除测定大小外，还可测定残余尿并根据声像图排除前列腺癌等可能。

（3）尿流动力学检查及残余尿测定。主要测定指标为最大尿流率、平均尿流率、排尿时间与尿量。其中最大尿流率为最重要的诊断指标，对50岁以上男性来说，最大尿流率为15ml/s即为正常。残余尿量达50～60ml即提示膀胱逼尿肌已处于早期失代偿状态。

（4）膀胱镜检查。对有血尿者或指诊前列腺大小与症状不符者适用于此检查。可明确出血部位，明确有否中叶增生，并了解膀胱内是否合并其他病变。

（5）X线泌尿系造影。单纯前列腺增生患者此检查价值不大，多用来排除上尿路梗阻及有无膀胱输尿管反流。

（6）CT与MRI检查。对前列腺增生症的诊断无特殊价值。

4. 鉴别诊断

此病在诊断中应与膀胱颈梗阻及神经源性膀胱功能障碍相鉴别。前列腺指诊、尿流动力学检查、膀胱镜检查有助于鉴别。

（1）膀胱颈挛缩。指诊前列腺增生不明显，而症状较重，膀胱镜可见膀胱颈后唇抬高，后尿道与膀胱三角区收缩变短。此病可合并前列腺增生，治疗时应同时处理。

（2）神经源性膀胱功能障碍。本病患者亦可有类似的症状，但指诊前列腺可不大，有神经系统疾病病史，如脑、脊髓及周围神经病变或有糖尿病史等。神经科有关检查可提供诊断的线索，有条件者可行尿流动力学检查及尿道括约肌功能检测。

另外，还需与前列腺癌、前列腺结核等疾病相鉴别。

5. 治疗

（1）药物治疗。

1）α受体阻滞剂。增生的前列腺体、包膜和膀胱颈部富含α1受体而

几无 α2 受体和 β 受体，交感神经兴奋可使上述组织中的平滑肌收缩，压迫尿道，引起梗阻。目前认为前列腺增生所致膀胱出口梗阻由两个因素组成，即前列腺肥大的机械性因素和平滑肌张力增加的动力性因素，故 α 受体对改善前列腺增生引起的排尿困难确有一定作用。①酚苄明：此为非选择性 α 受体阻滞药，临床应用效果明显，但有晕眩、直立性低血压等不良反应。常用剂量为每日 5～10mg，多的可用至 10mg，每日 2 次。②哌唑嗪：此为选择性 α 受体阻滞性，不良反应少，常用剂量为 2mg，每日 2 次口服。③特拉唑嗪（高特灵）：亦为选择性 α1 受体阻滞药，不良反应小，见效快。常用剂量为 1～2mg，睡前服用，根据病情亦可加大剂量。

2）抗雄激素药物。①孕酮类药物：用药期间可使前列腺体积缩小，改善症状，但停药后可再度增生，长期应用有性欲减退、女性化等不良反应。常用的有：甲基氯地孕酮，50mg，每日 1 次；甲羟孕酮，20mg，每日 2 次。②5α 还原酶抑制剂：通过抑制 5α 还原酶使双氢睾酮水平下降，从而引起前列腺体积缩小。目前常用的是保列治，5mg，每日 1 次口服。需长期用药，停药后前列腺又可增大。由于不影响睾酮水平，不良反应少。③其他：如促性腺激素释放激素类似物及缓退瘤等亦有一定治疗效果，但因不良反应如性欲减退、女性化等较严重，现已少用。

（2）手术治疗。手术仍是目前治疗前列腺增生症的重要方法。一般可将手术适应证归纳为：①虽经药物治疗病情继续发展，尿流动力学无明显改善或残余尿在 60ml 以上；②症状较重，影响日常生活和工作；③多次发作急性尿潴留，尿路感染，肉眼血尿或并发膀胱结石；④已引起上尿路梗阻和肾功能损害。

术前应先改善肾功能，控制尿路感染。

常用的手术方法有耻骨上经膀胱前列腺切除术、耻骨后前列腺切除术、经会阴前列腺切除术以及经尿道前列腺切除术，各有优、缺点及适应证，可根据患者情况选择合适的手术方法。其中经尿道前列腺切除术对患者打击小，恢复快，是目前应用最为广泛的方法。尤其是近年来，经尿道前列腺激光切除和汽化术创伤小，恢复更快，更容易掌握，是以后的发展趋势。

对感染明显、肾功能损害严重以及心肺功能障碍、凝血机制差、不能耐受麻醉手术的患者，可行暂时性或永久性耻骨上膀胱造瘘。

（3）其他治疗。

1）前列腺支架。目前常用的支架有钛镍记忆合金支架和不锈钢支架。可在 X 线监视、B 超引导或内镜直视下将其置入前列腺部尿道，适用于高龄不能耐受手术的患者。

2）射频治疗和微波治疗。此方法是利用射频和微波的热效应，使局部前列腺坏死、脱落，并破坏膀胱颈、前列腺包膜内的 α 受体，从而达到改善梗阻症状的目的。可经直肠或经尿道进行。

第五章

骨科疾病

第一节　骨折

一、锁骨骨折

锁骨骨折是常见的骨折之一，占全身骨折的 6% 左右，多见于青少年及儿童。

1. 病因及分类

锁骨骨折好发于中 1/3 处，多由间接暴力引起，如跌倒时手掌及肘部着地，传导暴力冲击锁骨发生骨折，多为横行或短斜行骨折。直接暴力亦可以从前方或上方作用于锁骨发生横断形或粉碎性骨折，幼儿多为青枝骨折。

完全性骨折后，近骨折段因受胸锁乳突肌的牵拉而向上、向后移位。远折段因肢体重量作用向下移位，又因胸大肌、胸小肌、斜方肌、背阔肌的作用向前、向内移位而致断端重叠。

2. 临床表现及诊断

有外伤史，伤后肩锁部疼痛，肩关节活动受限。因锁骨全长位于皮下，骨折后局部有明显肿胀、畸形、压痛，扪诊可摸到移位的骨折端。其典型体征是痛苦表情、头偏向患侧使胸锁乳突肌松弛而减轻疼痛，同时健侧手支托患肢肘部以减轻因上肢重量牵拉所引起的疼痛。

婴幼儿不能诉说外伤经过和疼痛部位，多为青枝骨折。当局部畸形及肿胀不明显，但活动患肢及压迫锁骨患儿啼哭叫痛时，应考虑有锁骨骨折的可能，必要时可拍锁骨正位 X 线片以协助诊断。

诊断骨折的同时，应检查有无锁骨下动、静脉以及臂丛神经的损伤，是否合并有气胸。

3. 治疗

（1）幼儿青枝骨折可仅用三角巾悬吊 3 周。

（2）有移位的锁骨骨折，可行手法复位后以"∞"字形绷带固定 4 周。复位时，患者取坐位，双手叉腰，挺胸，双肩后伸以使两骨折端接近，术者此时可复位骨折。然后，在双侧腋窝用棉垫保护后以宽绷带做"X"形固定双肩，经固定后要密切观察有无血管、神经压迫症状，卧床时应取仰卧位，在肩胛区垫枕使两肩后伸。

（3）切开复位内固定，对开放性骨折或合并血管神经损伤者可行内固定。血管损伤者以及不愈合的病例，可行切开复位克氏针内固定。

锁骨骨折绝大多数皆可采用非手术治疗，虽然多数骨折复位并不理想，但一般都可达到骨折愈合。畸形愈合并不影响功能，儿童锁骨骨折日久后，甚至外观可不残留畸形，因此无必要为追求解剖复位而反复整复及行手术治疗。

二、肱骨外科颈骨折

肱骨外科颈位于解剖颈以下 2～3cm，为骨松质、骨密质相邻之部，常易发生骨折，各年龄段均可发生，老年人较多。

1. 病因及类型

此骨折多为间接暴力所致，如跌倒时手着地，暴力沿肱骨干向上传导冲击引起骨折。肱骨外科颈骨折可分为：①裂纹型骨折。多由直接暴力引起。②外展型骨折。跌倒时上肢处于外展位，并使骨折远端呈外展，形成骨折端向内成角移位，有时两骨折端可相互嵌插或交错重叠移位。③内收型骨折。跌倒时上肢内收位，形成骨折端向外成角移位，两骨折端内侧常可嵌插。

2. 临床表现及诊断

根据外伤史、肩部肿痛、肩部活动时疼痛加重、肱骨上端周围明显压痛及肩部正、侧位X线片即可确诊。且X线片可显示骨折的类型，以供治疗参考。

3. 治疗

（1）对于无移位骨折、嵌插型骨折或轻度移位骨折不需整复，只用三角巾悬吊3周，早期开始功能锻炼。

（2）对有重叠移位，特别是青壮年应使骨折整复满意，复位后以外展架和超肩关节小夹板固定，外固定于4～5周后拆除。

（3）对移位严重、手法复位或固定治疗失败、治疗时间较晚不能手法整复者，可行切开整复内固定，术后外展架固定4～6周。

肱骨外科颈骨折邻近关节，易发生关节粘连，造成功能障碍。因此，治疗中应强调加强早期功能锻炼，老年患者尤应如此。

三、肱骨干骨折

肱骨干骨折指肱骨髁上与胸大肌止点之间的骨折。

1. 病因及移位

（1）直接暴力。多致中、上1/3骨折，多为横行或粉碎骨折。

（2）传导暴力。多见于中、下1/3段骨折，多为斜行或螺旋形。

（3）旋转暴力。多可引起肱骨中、下1/3交界处骨折，所引起的肱骨骨折多为典型螺旋形骨折。

如骨折平面在三角肌止点上者，近折端受胸大肌、大圆肌、背阔肌牵拉向内移位，远折端因三角肌、肱二头肌、肱三头肌作用向外上移位。如骨折平面在三角肌止点以下，近折端受三角肌和喙肱肌牵拉向外前移位，远折端受肱二头肌、肱三头肌作用向上重叠移位。

2. 临床表现及诊断

此种骨折均有明显的外伤史，若有局部肿胀、压痛、畸形、反常活动及骨擦音，均可诊断骨折。X线检查，不仅可确诊骨折，还可明确骨折部位、类型及移位情况，以供治疗参考。如合并桡神经损伤者，可出现典型垂腕、伸拇及伸掌指关节功能丧失以及手背桡侧皮肤有大小不等的感觉麻木区。

3. 治疗

肱骨被丰厚的肌肉包绕，所以轻度的成角短缩畸形在外观上并不明显，对功能也无影响，因此无须为追求良好的复位而滥用手术治疗。

（1）横断、斜行或粉碎性骨折。可于复位后用用夹板或石膏固定，练习肩关节活动时应弯腰90°，做钟摆样活动。因为直立位练习易引起骨折部位成角畸形。

（2）螺旋形或长斜行骨折。可采用小夹板固定，亦可采用悬垂石膏固定，通过石膏重量牵引使骨折复位，但患者不能平卧，睡觉时需取半卧位。

（3）肱骨开放性骨折。断端嵌入软组织或手法复位失败的闭合骨折，同一肢体多发骨折或合并神经血管损伤需手术探查者，可行切开复位内固定。

（4）闭合性肱骨干骨折合并桡神经损伤。一般采用非手术方法治疗。观察2～3个月后，若桡神经仍无神经功能恢复的表现，可再行手术探查。在观察期间将腕关节置于功能位，多做伤侧手指伸直活动以防畸形或僵硬。

四、肱骨髁上骨折

肱骨髁上骨折系指肱骨远端内外髁上方的骨折，多发年龄为5～12岁，有时可有血管、神经损伤等严重并发症。

1. 病因及分类

肱骨髁上骨折多由间接暴力所致。根据骨折两端的关系，通常将其分为伸直型与屈曲型2种。

（1）伸直型。此型多见，跌倒时肘关节半屈位手掌着地，暴力经前臂传导至肱骨下端，导致肱骨髁上部骨折，骨折线由上至下斜行经过。又可由骨折远端桡侧移位或尺侧移位分为桡偏型及尺偏型。

（2）屈曲型。此型较少见，多系肘关节屈曲位肘后着地导致髁上骨折，骨折线自前上方斜向下方。

2. 临床表现及诊断

肱骨髁上骨折的诊断较容易，伤后肘关节肿胀、疼痛，肘关节功能障碍，髁上部位压痛明显，并可触及骨擦感和反常活动。肘关节骨性标志肘后三角关系正常时，关节正、侧位片可显示骨折的类型和移位的程度。同时应常规检查有无肱动脉、正中神经、桡神经及尺神经损伤。

3. 治疗

（1）无移位的骨折。后侧石膏托固定肘关节于90°屈曲位3周。

（2）明显移位骨折。应尽早施行闭合复位，复位时应先纠正转移位再矫正侧方移位，最后矫正前后移位。对尺偏型矫正时，应保持轻度桡偏，以防肘内翻发生。

（3）伸直型骨折。复位满意后应用后侧石膏托固定于适当的屈肘位，一般采取60°～90°左右的屈曲位，但以不致使桡动脉减弱为准。2周后换石膏托固定肘于钝角位，3周后拆除石膏练习活动。屈曲型骨折则于伸肘位牵引整复并固定于伸肘位2周，其后再屈曲伤肘至90°，并用石膏托继续固定3周。

（4）有前臂缺血表现者。应放松屈肘角度重新固定，以免发生缺血性肌挛缩。

（5）手术治疗。对开放性骨折、断端间夹有软组织影响复位或合并有血管损伤时，可行切开复位克氏针内固定，术后长臂用石膏托固定3周。肱骨髁上骨折处理不当引起Volkman缺血性肌挛缩和肘内翻畸形，神经损伤以正中神经为最多，但多为挫伤。3个月内若无恢复可能为神经断裂，应行手术探查。肘内翻畸形轻度无须处理，畸形明显可于14岁后行髁上楔形截骨矫正术。

五、桡骨下 1/3 骨折合并下尺桡关节脱位

桡骨下 1/3 骨折合并下尺桡关节脱位亦称为 Galeazzi 骨折，由 Galeazzi 首先报道而得名。

1. 临床表现及诊断

伤后腕部及前臂下段肿胀、疼痛、畸形、关节活动障碍，检查见桡骨下段及尺骨头有压痛，桡骨下段假关节活动。X 线检查可明确诊断。

2. 治疗

（1）闭合复位外固定。在牵引及分骨手法下使桡骨复位，使下尺桡关节复位。复位后应用石膏或夹板固定伤肢于尺偏位。

（2）不稳定型桡骨骨折。应行切开复位内固定。

（3）陈旧性 Galeazzi 骨折。如桡骨骨折已愈合且畸形愈合后畸形明显，需同时行截骨矫形及尺骨小头切除。

六、桡骨远端骨折

桡骨远端骨折为临床上常见的损伤，据其损伤机制可分为伸直型损伤与屈曲型损伤。①伸直型损伤：包括 Colles 骨折、桡骨远端骨骺分离、桡骨远端背缘骨折合并腕关节脱位（Barton 骨折背侧型）等。②屈曲型损伤：包括 Smith 骨折、桡骨远端掌侧缘骨折并腕关节掌侧脱位（Barton 骨折掌侧型）等。

七、股骨颈骨折

股骨颈骨折常见于老年人，女性为多。

1. 临床表现及诊断

股骨颈骨折分类方法很多，常见的分类法如下。

（1）按骨折线的部位。可分为头下型、经颈型及基底型。其中，头下

骨折因旋股内、外侧动脉的分支受伤重，易致股骨头血供受损，导致股骨头缺血性坏死。

（2）按骨折线方向。可分为内收型及外展型。内收型指两髂嵴连线与骨折线所成角大于 50°，而外展型则指此角小于 50°。后者颈干角增大，骨端嵌插稳定，属稳定型骨折，骨折愈合率高。

（3）AO 分型。①B1 型，头下型，骨折轻度移位；②B2 型，经颈型；③B3 型，头下型，明显移位。

（4）根据骨折移位程度。可分：①Garden Ⅰ型，不完全骨折；②Garden Ⅱ型，完全骨折无移位；③Garden Ⅲ型，完全骨折，部分移位；④Garden Ⅳ型，完全骨折，完全移位。

股骨颈骨折患者有受伤病史，伤足呈 45° ～ 60° 外旋畸形，患髋内收、轻度屈曲、短缩。大粗隆上移并有叩痛，Bryant 三角底边缩短，股骨大转子顶端在 Nelaton 线之上。嵌插型骨折和疲劳骨折的临床症状不典型，有时患者尚可步行或骑车。

2. 治疗

（1）对外展型或无明显移位的嵌插型骨折，可持续皮牵引 6 ～ 8 周。去牵引后可逐渐练习扶双拐下地，患肢不负重，直至骨折愈合。在牵引及行走时，患髋忌做外旋活动。

（2）内收型骨折或有移位的股骨颈骨折，在牵引患肢于外展内旋位，进行内固定。内固定的方法有：①闭合复位三翼钉内固定已少见使用，现多以多根空心加压螺钉固定。②滑槽加压螺钉加接骨板，如 DHS、DCS，还有已不常用的角钢板，有加压作用，使骨折线紧密对合，加快骨愈合。③股骨近端髓内固定系统，如 PFN-A、第三代 Camma 钉。④骨圆针内固定：此法更适合于青少年病例，有时还须辅以髋"人"字石膏外固定或牵引。⑤人工股骨头置换术：对年龄大于 65 岁、头下型骨折不稳定的患者，或骨折不愈合和股骨头缺血性坏死的患者，如全身情况容许，可做人工股骨头置换。⑥姑息疗法：对年龄较大，体质较差可使患肢于中立位皮牵引 3 个月。

（3）陈旧性股骨颈骨折不愈合：①闭合复位内固定：对年龄较大患者仍可采用闭合复位加压螺钉固定。对年轻患者，可同时行带血管蒂的骨瓣植骨。②截骨术：可行转子间截骨术，改变负重力线，增宽负重面。③人工股骨头置换术。

3. 并发症

（1）骨折不愈合。

（2）股骨头缺血性坏死：是股骨颈骨折十分常见的晚期并发症，发生率为 20%～45%。当患者已恢复正常活动后患髋又出现疼痛时应复查，若 X 线片显示股骨变白、囊性变或股骨头塌陷，可认为是股骨头缺血性坏死的表现，但往往难以预测其发生趋势。

迄今为止仍无有效的方法预测和治疗股骨头缺血性坏死。在股骨头未塌陷前，行保护治疗，避免负重，但往往很难逃脱股骨头塌陷。当塌陷后，可通过截骨术改变其承重面，如 McMurray 截骨、旋前截骨。

髋臼条件好者，可行人工股骨头置换，否则行全髋置换。如无置换条件可采用髋关节融合术。

八、股骨下端骨折

股骨下端骨折包括髁上骨折及髁间骨折。髁上骨折临床表现、治疗原则与股骨干下 1/3 骨折相似，但更注意腘动脉、腘静脉的损伤，加强伸腿锻炼。

髁间骨折属关节内骨折，伤后膝关节肿胀、疼痛、活动障碍，X 线可确定诊断及分型。

治疗：①无移位或轻度移位的髁间或单髁骨折可吸出关节积血（加压包

扎），然后采用胫骨结节牵引或石膏托固定 4 ～ 6 周。②有移位的单髁骨折可使用加压螺钉及支撑接骨板固定。③移位髁间骨折需兼顾两髁以及髁与骨干之间的关系，可用"L"形钢板、DCS、髁解剖钢板、LISS、外固定架等方式固定。

在髁部骨折为防止关节内或关节周围粘连，应在术后早期练习股四头肌收缩及关节活动。

第二节 脱位

一、肩关节脱位

肩关节脱位居全身关节脱位的第 2 位，多见于青壮年男性。肩关节脱位多由间接暴力引起，根据脱位方向分为前脱位、后脱位、盂下脱位、盂上脱位 4 种，以前脱位最为常见。

1. **临床表现与诊断**

①有外伤史，或为倾跌、手掌撑地；或为肩关节后方直接受到撞伤。②患肩疼痛、肿胀，不敢活动，患者以健手托住患侧前臂，头部向患侧倾斜。③检查可见方肩畸形，肩胛盂处有空虚感，上肢弹性固定。④杜加征阳性：即将患侧肘部紧贴胸壁时，手掌搭不到健侧肩部；或手掌搭在健侧肩部时，肘部无法贴近胸壁。⑤X 线正、侧位片可确定肩关节脱位的类型、移位方向及合并骨折。

2. **治疗**

新鲜肩关节脱位应尽早复位。①一般采用局部浸润麻醉，用足蹬法复位：患者仰卧位，术者站予患者患侧，以同侧足蹬于患侧腋窝，同时双手牵引患肢腕部，逐渐增加牵引力量，同时可轻微内、外旋上肢，可小心借用足作为杠杆支点 . 内收上臂多能完成复位。如肩部有突然弹跳感即已复位。如复位失败则需急诊切开复位及修复关节囊。②固定方法：单纯肩关节脱位可用三角巾悬吊上肢，肘关节屈曲 90°，腋窝处垫棉垫。一般固定 3 周，合并大结节骨折者应延长 1～2 周。③固定期间需活动腕部与手指，解除固定后，鼓励患者主动锻炼肩关节向各个方向活动。

二、肘关节脱位

在肩、肘、髋、膝四大关节中发生脱位的概率最高。常因跌倒时手掌着地，间接暴力使肘关节过伸而发生后脱位。可合并肱骨内上髁骨折、尺骨冠状突骨折、尺神经损伤等。

1. 临床表现与诊断

①上肢外伤后，肘部疼痛、肿胀、活动障碍。②检查时发现肘后突畸形；前臂处于半屈位，并有弹性固定；肘后出现空虚感，可扪及凹陷；肘后三角关系发生改变。③X线检查可见肘关节脱位。④合并神经损伤可出现手部感觉、运动障碍。

2. 治疗

①关节内或臂丛麻醉行手法复位，术者站在患者的前面，将患者的患肢抬起，环抱术者的腰部，使肘关节处于半屈曲位置。以一手握住患肢的腕部，沿前臂纵轴做持续牵引，另一拇指压住尺骨鹰嘴突，亦沿前臂纵轴方向做持续推挤动作直至复位。②用长臂石膏托固定肘关节于屈曲90°，再用三角巾悬吊胸前2～3周。③固定期即开始肌功能锻炼。

三、桡骨头半脱位

桡骨头半脱位多见于5岁以下的小儿。

1. 临床表现与诊断

①有腕、手被向上牵拉史。②患儿感肘部疼痛，活动受限（不肯用该手取物和活动肘部），拒绝别人触摸，前臂处于半屈位及旋前位。③检查肘外侧有压痛。④X线检查无异常所见。

2. 治疗

手法复位。术者一手握住小儿腕部，另一手托住肘部，以拇指压在桡骨头部位，肘关节屈曲至 90°。开始做轻柔的前臂旋后、旋前活动，反复数次，并用拇指轻轻推压桡骨头即可复位。可听到轻微的弹响声，小儿肯用手来取物，说明复位。复位后不必固定，但不可再暴力牵拉。

四、髋关节脱位

多由强大暴力引起，按股骨头的移位方向分为前脱位、后脱位和中心脱位，其中后脱位最多见。

1. 临床表现

（1）髋关节后脱位。①有明显外伤史，通常暴力强大。②有明显的疼痛，不能活动。③患肢缩短，髋关节呈屈曲、内收、内旋畸形。④可在臀部摸到脱出的股骨头，大转子上移明显。⑤合并坐骨神经损伤者有下肢感觉运动障碍。⑥X 线片显示股骨头脱于髋臼外，合并髋臼骨折时髋臼周围可见骨折块。

（2）髋关节前脱位。①有强大暴力损伤史；②患肢呈外展、外旋和屈曲畸形；③腹股沟处肿胀，可摸到股骨头；④X 线检查可见明确诊断。

（3）髋关节中心脱位。①暴力外伤病史；②后腹膜间隙内出血甚多，可出现出血性休克；③髋部肿胀、疼痛、活动障碍；大腿上段外侧方大血肿；肢体缩短；④X 线、CT 检查可明确诊断。

2. 治疗

全身麻醉或椎管内麻醉下行手法复位。

（1）髋关节后脱位。①尽可能在 24 小时内复位。提拉法复位：患者仰卧于地上，一助手蹲下用双手按住髂嵴以固定骨盆。术者面对患者站立，先使髋、膝关节各屈曲至 90°，然后以双手握住患者的腘窝做持续的牵引，也可以前臂的上段套住腘窝做牵引，待肌松弛后，略作外旋，便可以使股骨头还纳至髋臼内。可以感到明显的弹跳与响声，提示复位成功。复位后复查双侧髋关节正位 X 线片。②复位后，患肢做皮肤牵引或穿丁字鞋 2～3 周，不必石膏固定。③需卧床休息 4 周。卧床期间做股四头肌收缩动作。2～3 周后开始活动关节，4 周后扶双拐下地活动，3 个月后可完全承重。

（2）髋关节前脱位。①提拉法复位，患者仰卧于手术台上，术者握住伤侧腘窝部位，使髋轻度屈曲与外展，并沿股骨纵轴做持续牵引；一助手站在对侧双手按住大腿上 1/3 的内侧面和腹股沟处施加压力。术者在牵引下做内收及内旋动作，完成复位。两次不成功考虑切开复位。②固定和功能锻炼同髋关节前脱位。

（3）髋关节中心脱位。①无骨折时做大转子侧方牵引，手法复位。②复位不良、股骨头不能复位及伴有股骨头骨折需切开复位并做内固定。③髋臼破损严重者可施行关节融合术或全髋置换术。④如有出血性休克合并腹部脏器损伤，应紧急手术治疗。

第三节　周围神经损伤

一、概述

1. 分类

周围神经可因切割、牵拉、挤压等损伤，使其功能丧失。按损伤程度，分为神经传导功能障碍、神经轴索中断、神经断裂 3 类。

2. 临床表现与诊断

（1）运动功能障碍。神经损伤使其所支配的肌肉呈弛缓性瘫痪、萎缩，主动运动、肌张力和反射均消失。关节活动而出现一些特殊畸形，如桡神经肘上损伤的垂腕畸形，尺神经腕上损伤的爪形手等。

（2）感觉功能障碍。神经损伤后其所支配的皮肤感觉消失。

（3）神经营养性改变。神经损伤立即出现血管扩张、汗液停止分泌，表现为皮肤潮红、皮温增高、干燥无汗等。晚期因血管收缩而表现为苍白、皮温降低、自觉寒冷，皮纹变浅触之光滑。

（4）辅助检查。汗腺功能检查、叩击试验，即按压或叩击神经干，局部出现针刺性疼痛，并有麻木感向该神经支配区放射为阳性、神经电生理检查对于判断神经损伤的部位和程度以及恢复情况有重要价值。

3. 治疗

（1）治疗原则。①闭合性损伤：短期观察，如无恢复表现则应手术探查。②开放性损伤：根据实际情况，进行一期或二期神经缝合。

（2）手术方法。

1）神经缝合法：切除两断端的瘢痕后，在无张力下缝合。神经缝合方法有外膜缝合法和束膜缝合法。

2）神经移植术：神经缺损过大，不能直接神经缝合时可进行神经移植。常用方法是切取自体腓肠神经作游离移植。

3）神经松解术：神经与周围组织粘连或神经内瘢痕形成，需将神经从瘢痕组织中游离出来，剥去增厚的神经外膜，显露出正常神经束。

4）神经移位术：切断功能不重要的神经，将其近端移位到功能重要的损伤神经远端，以恢复肢体的重要功能。

5）神经植入术：将神经近端分成若干神经束，植入肌组织内，通过再生新的运动终板或重新长入原运动终板，恢复部分肌肉功能。

二、常见神经损伤

（一）正中神经损伤

1. 临床表现

损伤可分为肘上（高位）损伤和腕部（低位）损伤。①腕部损伤时主要是拇指对掌功能障碍和手掌的桡侧半感觉障碍，特别是示、中指远节感觉消失；②肘上损伤除上述表现外，另有拇指和示、中指屈曲功能障碍。

2. 治疗

①闭合性损伤时短期观察，如无恢复表现则应手术探查。②开放性损伤争取一期神经缝合，或二期手术修复。

（二）桡神经损伤

1. 临床表现

主要表现为伸腕、伸拇、伸指、前臂旋后障碍及手背桡侧和桡侧3个半手指背面皮肤感觉障碍。典型的畸形是垂腕。

2. 治疗

①闭合性损伤时短期观察，如无恢复表现则应手术探查。②开放性损伤

在骨折复位时探查神经并修复。

（三）尺神经损伤

1. **临床表现**

尺神经易在腕部和肘部损伤。

（1）腕部损伤主要表现为：①骨间肌、蚓状肌、拇收肌麻痹所致环、小指爪形手畸形；②手指内收、外展障碍和 Froment 征；③手部尺侧半和尺侧一个半手指感觉障碍，特别是小指感觉消失。

（2）肘上损伤：除以上表现外另有环、小指末节屈曲功能障碍。

2. **治疗**

神经束缝合，矫正爪形手畸形。

（四）腓总神经损伤

1. **临床表现**

腓总神经易在腘部及腓骨小头处损伤，导致小腿前外侧伸肌麻痹，出现足背屈、外翻功能障碍，呈内翻下垂畸形。以及伸、伸趾功能丧失，小腿前外侧、足背前、内侧感觉障碍。

2. **治疗**

手术探查，功能不恢复者，晚期行肌腱移位或踝关节融合矫正足下垂畸形。

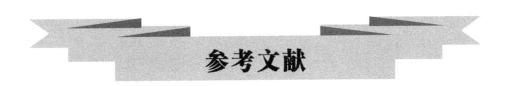

［1］彭兵，主编.腹腔镜脾脏外科手术学.北京：人民卫生出版社，2019.

［2］孙颖浩，主编.吴阶平泌尿外科学.北京：人民卫生出版社，2019.

［3］马增山，编著.全胸腔镜手术技术在心脏外科的应用.北京：人民卫生出版社，2019.

［4］杨涛，主编.精编神经外科疾病临床诊疗学.长春：吉林科学技术出版社，2019.

［5］田兴松，刘奇.实用甲状腺外科学（第2版）.北京：科学出版社，2019.

［6］张欣，编著.实用神经外科临床检测治疗学.长春：吉林科学技术出版社，2019.

［7］杨涛，主编.精编神经外科诊疗基础与技巧.长春：吉林科学技术出版社，2019.

［8］邓昌武，著.现代神经外科诊疗学.长春：吉林科学技术出版社，2019.

［9］董立红，编著.实用外科临床诊治精要.长春：吉林科学技术出版社，2019.

［10］侯明强，编著.泌尿外科常见疾病诊疗规范.长春：吉林科学技术出版社，2019.

［11］汤睿，吴卫东，周太成，主编.腹外疝手术学.北京：科学出版社，2019.

［12］裴福兴，屠重棋，主编.骨科临床检查法（第2版）.北京：人民卫生出版社，2019.

［13］蔡郑东，纪方，主编.骨盆外科学.上海：上海科学技术出版社，2019.

［14］刘允怡，主编.肝脏外科名家手术精粹.北京：人民卫生出版社，2019.

［15］叶启彬，匡正达，陈扬，等.脊柱外科新进展.北京：中国协和医科大学出版社，2019.

［16］史蒂文·休斯，主编；刘荣，译.肝胆胰外科手术技巧.北京：科学出版社，2019.

［17］顾承雄，于洋，主编.冠心病外科难点解析与处理.北京：人民卫生出版社，2019.

［18］王连武.外科疾病临床诊疗策略.北京：科学技术文献出版社，2019.

［19］陈龙奇，袁勇，主编.胸外科基本操作规范与实践.长沙：中南大学出版社，2018.

［20］王国斌，陶凯雄，主编.胃肠外科手术要点难点及对策.北京：科学出版社，2018.